Lucía
y el
infinito

Sara Codina

Lucía y el infinito

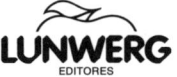

LUNWERG
EDITORES

© Sara Codina, 2025
www.mujeryautista.com

© Editorial Planeta, S. A., 2025
Lunwerg es un sello editorial de Editorial Planeta, S. A.
Avenida Diagonal, 662-664 - 08034 Barcelona
Calle Juan Ignacio Luca de Tena, 17 - 28027 Madrid
lunwerg@lunwerg.com
www.lunwerg.com
www.instagram.com/lunwerg
www.x.com/Lunwerglibros
www.facebook.com/lunwerg

Diseño y maquetación: Lunwerg, 2025

Primera edición: febrero de 2025
Depósito legal: B. 19.659-2024
ISBN: 978-84-10378-38-4
Impresión y encuadernación: Liberdúplex
Printed in Spain - Impreso en España

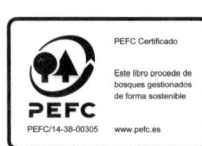

PEFC Certificado

Este libro procede de
bosques gestionados
de forma sostenible

PEFC

PEFC/14-38-00305   www.pefc.es

El día que por fin hablemos de convivencia,
no se nos tendrá que incluir en un mundo
que nos pertenece de igual manera que
a cualquier otra persona.

Junio

Suena el timbre del *infierfono*, ese sonido del mal. No pienso contestar. No espero a nadie y ahora mismo estoy muy ocupada. ¿Haciendo qué? Pues escuchando *Rock and Roll All Nite* de Kiss por vigesimotercera vez seguida mientras abrazo mi altavoz portátil con las manos y apoyo la mejilla derecha sobre él. Voy a necesitar unas veintitrés reproducciones más para sacar la mala hostia que tengo dentro y, cuando eso ocurra, ya pensaré con qué canción puedo recuperar la calma.

Como un buen mal lunes cualquiera, hoy he salido hiperventilando del trabajo por culpa del trepador, ese espécimen conocido como compañero trepa. Y encima he tenido que pillar el autobús para volver a casa porque esta mañana se me ha ocurrido la idea brillante e impulsiva de ponerme unos zapatos nuevos con los que ahora mismo no puedo casi ni andar de las rozaduras que me han hecho. Sí, lo sé, es de primero de compradora de zapatos baratos saber que no debo usarlos muchas horas seguidas el primer día. Pero resulta que los lunes por la mañana tengo la mala costumbre de no pensar en mis pies ni en nada productivo en general.

El autobús no iba especialmente concurrido, pero a veces basta con que vayamos pocos para que el viaje resulte ser la gota que colma el vaso tras un día de *mierder*. He subido despotricando para mis adentros del trepador, el imbécil que me ha amargado el día en el trabajo. Y eso es una combinación explosiva si le sumo el estrés que me genera viajar en transporte público. Por lo menos me he podido sentar en un sitio aparentemente tranquilo, lejos de unos chavales que estaban viendo vídeos de TikTok. Hoy no llevaba los auriculares que tienen opción de cancelación de ruido —está claro que tampoco he pensado en mis oídos esta mañana— y, a pesar de intentar centrarme en la música de mis auriculares, mi cerebro ha decidido ignorar lo que yo quería y ha optado por el sonido de los vídeos y sus jóvenes y enérgicos comentaristas. Casi colapso allí en medio. No puedo con la frecuencia del sonido que sale del altavoz de los teléfonos. Es tremendamente irritante, aunque el volumen no esté muy alto. Mi cerebro pone el foco ahí y ese sonido estridente se me mete en la cabeza. Siempre me han dicho que soy una exagerada por esas cosas, así que me callo, me contengo y me jodo. Eso sí, voy con la ansiedad a punto de brotar en cualquier momento en forma de ira desbocada. Por suerte han sido solo un par de paradas y los chavales se han bajado.

Cuando parecía que todo iba mejor... ¡Ay, no! Me ha llegado un olor muy fuerte del sándwich que se estaba comiendo una chica tres filas más adelante. Menos mal que llevaba un pañuelo con olor a mi detergente favorito en el bolso y me he podido cubrir la nariz disimuladamente mientras toqueteaba el cable de los auriculares con la otra mano para intentar apaciguar el malestar que sentía. No entiendo cómo no les molestaba ese olor a los demás. ¡Era insoportable!

Los días que empiezan mal tengo comprobado que, en mi caso, no suelen mejorar. Y para confirmarlo se ha sentado una señora justo detrás de mí que, gracias a su infinita y totalmente prescindible generosidad, nos ha regalado a todos los ocupantes del autobús una videollamada con su nieta, que está malita, la pobrecita. He contado hasta quinientos treinta y ocho para no explosionar allí en medio y tirarle el teléfono por la ventana. Y no es que me dé igual que una niña se encuentre mal, pero el hecho de que nos enteremos todos los presentes no creo que la haga recuperarse antes.

¡Qué rabia me da quedarme paralizada y no ser capaz de decir nada en estas situaciones! Con lo sano que debe de ser expresar con educación que te está «molestando un poquito escuchar su conversación a todo volumen» mientras en tu cabeza te imaginas diciéndole a la señora que su conversación no solo nos importa tres pepinos a todos, sino que a la gente que pensamos en imágenes nos están dando mucho asco los detalles de los moquitos de su nie-te-ci-ta. Pero, bueno, de momento me conformo con escribir todo lo que soltaría en el chat de «Miss presidentas».

Sigo con el altavoz en la mejilla, ahora tumbada en la hamaca del patio, escuchando *Passacaglia* de Händel. La cosa parece que se va calmando por fin. El piano nunca falla.

Me he quedado embobada viendo las nubes, unos cumulonimbos brutales con forma de pato. Creo que ya tengo suficiente sesión de altavoz por hoy.

Me levanto y entro en casa. Cojo el móvil. Tengo un mensaje de Noa con los emojis de los ojos y del teléfono. Traducción: «¿Estás bien? Llámame cuando puedas». Noa es mi sobrina favorita y la única que tengo, pero si tuviera más seguiría siendo mi favorita. Y punto. Es la hija de mi hermano mellizo, Guille, al que quiero muchísimo, aunque a veces me saque de quicio como buen hermano mío que es. Y, además, vivimos en el mismo edificio.

Noa es una niña de doce años sencillamente maravillosa. Siempre hemos tenido una relación muy estrecha con una conexión especial. De hecho, gracias a ella supe que soy autista a mis cuarenta y dos años. En una ocasión Guille me pidió que lo acompañara a la consulta de la pediatra de Noa. La madre de la criatura estaba de viaje y a él parece que le da terror ir solo a las visitas. Ese día la doctora comentó que iba a derivar a Noa a un especialista para que le pasaran unas pruebas, porque podría estar dentro del espectro autista. Nunca olvidaré cuando enumeró los rasgos que le hacían tener tal sospecha: una necesidad imperiosa de rutinas y la poca tolerancia a los cambios; esa mirada esquiva, a rafagui-tas; la literalidad y la transparencia que tanto la caracterizan y la forma de comunicarse o de no hacerlo; la atención al detalle; sus hipersensibilidades... Tras coserla a preguntas mientras su padre entraba en estado de shock, le solté un «¡Pero si Noa y yo somos iguales!». La mirada de la pediatra me lo dijo todo. Meses más tarde confirmé el significado de esa mirada. Me sometí a las pruebas y estas corroboraron que, efectivamente, yo también soy autista.

Atendiendo al mensaje de mi sobrina, la llamo.

—Hola, Noa, dime.

—Tía Lucía, ¿estás bien? —A ver, siempre he estado un poco chiflada, pero no creo que se refiera a eso.

—¿Por qué me lo preguntas?

—Cuando he vuelto del colegio me ha preguntado la Juani si estabas bien. Dice que te ha oído cantar una canción en un idioma raro una y otra vez y me ha pedido que te preguntara si estás bien.

—Le puedes decir a la Juani que el idioma raro era un amago de inglés y que la próxima vez le dedicaré el *Se acabó* —me marco un cante desafinado con gallo incluido imitando a María Jiménez— y así podrá unirse a la sesión de canto gritón conmigo desde la portería.

—¿Y por qué quieres que cante contigo la Juani?

—Perdón, era una ironía sin gracia.

—Vale. —Claramente no le ha hecho ni puñetera gracia.

—No te preocupes, Noa, he vuelto del trabajo un poco nerviosa —mentirosa que soy... ¿Un poco? ¡Un mucho!—, pero ya estoy mejor. Solo necesitaba tranquilizarme escuchando y *cantachillando* la misma canción en bucle. Qué te voy a contar que no sepas, ¿verdad?

—Pero ¿estás bien sí o no?

—Sí, estoy bien.

—Vale, pues cuelgo.

Acto seguido se oye la voz de Noa por toda la escalera, «Juaaani, Lucía está bien», y un portazo. Seguro que a la destinataria del mensaje no le ha dado tiempo de reaccionar.

Juani o la Juani, como la llamamos nosotras porque así es como ella misma se presenta, haciendo énfasis en ese característico «la», es otra de las vecinas de la finca donde vivimos. Bueno, corrijo: ella no es otra vecina, ella es LA VECINA. Es la *fucking jefa* que lo controla todo y a todos.

Vivo en el barrio de Sant Gervasi de mi Barcelona natal, en un pequeño edificio situado en una callejuela de esas que nadie conoce. Originalmente fue construido para ser el hogar de los hermanos Aniceto y Anacleto Rimbombáñez y sus familias, pero con el tiempo fue testigo de la expansión y evolución de sus moradores. Y no, no me refiero a que engordaran mucho o evolucionaran cual pokémon, sino que los hermanos se casaron, tuvieron hijos que también se casaron y también tuvieron hijos... y todas esas cosas patriarcales que se esperaban entonces de todo machirulo de bien. Así que, con el paso de los años y el crecimiento de la familia, se hicieron divisiones en el edificio. Al haber más descendientes que metros cuadrados, las disputas fueron creciendo y transformaron un hogar sólido en un mosaico de unidades familiares envidiosas y cabreadas entre ellas. Hasta el punto de tener que vender rápido y mal para solucionar sus problemas con las herencias.

A pesar de su deterioro por la falta de mantenimiento y el aspecto *kitsch* un tanto decadente, la finca conserva un encanto especial que no sabría cómo explicar. Me enamoré a primera vista y me casé con el banco en un tiempo récord para comprar uno de los pisos que pusieron en venta los últimos herederos. Fue el típico chollo que solo aparece una vez en la vida. Todo gracias a un amigo de mi hermano que trabajaba en el sector inmobiliario y le ayudó a buscar un piso cuando Guille se separó de Clara, la madre de Noa. Y así fue como encontré mi oasis en medio de la ciudad que tanto adoro, a pesar de su ritmo frenético y lo ruidosa que es. Mi casa es mi refugio, mi sitio de confort, mi zona de seguridad y mi espacio de descompresión y regulación de todos los estímulos que voy acumulando a lo largo del día.

En fin, todo esto para explicar que nuestra querida Juani vive en el apartamento de la azotea. Su familia se trasladó a vivir allí para hacerse cargo del mantenimiento del edificio cuando los Rimbombáñez se instalaron. Fiel a la tradición familiar, ella se ocupa de mantener la finca limpia y también de mantener vivas las historias que encierra el inmueble... y los edificios colindantes, dicho sea de paso. Vamos, que nunca ha faltado un buen *radiopatioinformadígame* en cada generación.

Guille y Noa viven en el primero A y yo en el primero B con mis gatos, Misi y Fu, aunque de noche deberían llamarse Chucky y su novia.

Aprovecho que me he recompuesto un poco para recoger la mochila con el portátil y el bolso, que, al llegar a casa, he soltado en el recibidor de cualquier manera. ¡Oh, no! Hay una notificación de Correos en el suelo de la entrada. La Juani sabe que los vecinos casi nunca miramos el buzón y las cosas urgentes nos las pasa por debajo de la puerta. ¡Ufff, qué alivio! Es para Guille. Bendito error de mi Juani, aunque de primeras casi me mate del susto porque odio ir a Correos. Solo de pensarlo ha asomado su patita de nuevo mi no amiga la ansiedad.

Voy a llevarle ahora la notificación a Guille porque si no lo hago inmediatamente se me olvidará hasta el final de mis días. Abro la puerta de mi casa y no me da tiempo de poner un pie en el rellano cuando oigo esa melodía celestial:

—Luci, nena, ¿eres tú?

—Sí, Juani, dime. —Me asomo al hueco de la escalera.

—Que esta tarde ha venido el cartero a traerle la notificación de una multa a tu hermano —la Juani tiene el don de hacer que el cartero se pase por el forro la confidencialidad y la protección de datos—, y como él no estaba en casa pero tú sí, te iba a llamar por teléfono para preguntar si querías coger tú la multa del Guille, pero como me dijiste que te da *agobiedad* —ansiedad para el resto de los mortales— que te llamen por teléfono sin avisar, te he picado al interfono para preguntártelo, pero no has contestado.

Vale, ahora ya sé quién ha llamado al *infierfono* durante mi sesión de altavoz. A ver cómo le explico, sin que me ponga cara recriminatoria de *intrigasco*, que si me llama al *infierfono* todavía es peor que si me llama por teléfono.

—Gracias, Juani, perdón. —Alguien debería explicarme por qué me salen esas dos palabras juntas casi por sistema y sin mucho sentido en cualquier respuesta.

—Y luego se me ha ido la olla y te he metido el papel por debajo de tu puerta en lugar de la del Guille. Y Luci, nena, estabas con una música y así como cantando raro que no veas tú cómo...

—Sí, sí, ya. No te preocupes, ya lo he visto. Justo ahora iba a darle la notificación a Guille.

—Y cuando ha llegado del cole la nena —venga, ella sigue con el tema—, le he dicho que le preguntara a su tita Lu si estaba bien.

—Gracias, Juani, estoy que ni pintada de bien. —Me he reído para mis adentros, pero es que cada vez que dice lo de «tita Lu» me imagino a mí misma con forma de bote de pintura de la marca Titanlux.

Llamo al timbre de Guille aprovechando que una paloma ha entrado en la portería del edificio y la Juani está negociando con ella para que salga a las buenas.

—Hola, Noa, vengo a traerle una cosa a papá. ¿Está en casa?

—Sí, tía, está en casa.

—Vale, ¿le dices que salga un momento? —Supongo que otra persona entraría sin preguntar, abusando de la confianza que tenemos, pero entre nosotros hay pactos de respeto absoluto a la intimidad y no nos metemos en casa del otro sin previo aviso y permiso.

—Creo que no es buena idea, tía. Está defecando, y ya sabes que cuando papi...

—Vale, te agradezco la sinceridad, pero no quiero detalles. Por cierto, sobrina, qué delicada te has vuelto con eso de «defecando», ¿no?

—Es que papi me ha dicho que no te diga que está cagando.

Sencillamente la adoro.

Oigo la voz de Guille desde el baño.

—Lucíííaaa, voy a tardar un rato.

—¡Vale, Guille! Te dejo una notificación en el mueble de la entrada, pero te anticipo que es una multa. Palabrita de la Juani. Espero que esta información te ayude a desatascar. ¡Te quiero, hermanito! —le grito desde la puerta.

La Juani, que ya ha resuelto el problema con la paloma, se apresura para asomarse de nuevo al hueco de la escalera.

—Luci, nena, dile al Guille que se ponga un taburete debajo de los pies. Eso le ayudará si va apurado. —Hay que ver lo fina que es esta mujer cuando quiere y, sobre todo, lo fino que tiene el oído cuando se trata de conversaciones ajenas.

—Gracias por el consejo, Juani. Me voy a casa a orar por su pronta y satisfactoria evacuación. Hasta mañana.

Por fin estoy en el sofá con el pijama puesto y muerta de sueño. Misi y Fu me miran con cara de odio. Vale, lo pillo. Esta mañana se me ha olvidado ponerles la latita de atún. No aguanto ni un segundo más esa mirada fija y penetrante, así que atiendo a sus exigencias. Me perdonan la vida, afortunada yo entre todas las *karens*, y empiezan a engullir como si llevaran un mes sin comer.

Aprovecho que me he levantado del sofá para hurgar en el congelador en busca de algo comestible que solo requiera de unos minutos de microondas para alimentarme de manera mínimamente satisfactoria. En esa búsqueda entre la escarcha encuentro medio huevo congelado que, por mi supervivencia, decido tirar a la basura. A veces alucino con las gilipolleces que guardo.

Desisto de mi plan de tía sana y caliento, otra vez, unos fideos supuestamente orientales precocinados. Y me hago la firme promesa de dejar de comprar estas porquerías para empezar a comer mejor. No me lo creo ni yo, pero así silencio mis remordimientos mientras engullo los fideos como Misi y Fu hacen con su lata de atún.

Justo cuando ya me podría meter en la cama para disfrutar de unas merecidas ocho horas de descanso, estoy totalmente desvelada. Mi cerebro tiene una extraña afición a llevar la contraria a mis necesidades y a mis ritmos circadianos. Va a su bola. He pasado media tarde para el arrastre y ahora estoy de lo más activa. ¡Necesito un interruptor y parar mi cabeza un rato, por favor! Pongo una serie turca soporífera para ver si en alguna de esas escenas dramáticas eternas me entra el sueño. Dos horas más tarde, tras analizar a todos los personajes y dar mil vueltas a las semanitas que me esperan en el trabajo, logro irme a dormir.

Suena el despertador del teléfono.

Lo zarandeo para posponerlo cinco minutos.

Suena el despertador del teléfono.

Lo zarandeo para posponerlo cinco minutos.

Suena el despertador del teléfono.

Lo zarandeo para posponerlo cinco minutos.

—Alexa, ¿qué hora es?

—Buenos días, Lucía, son las 6.27 de la mañana. Que tengas un buen día.

—Gracias, Alexa. Igualmente, maja. —Sí, le hablo a mi altavoz como si fuera una persona—. Alexa, ¿qué tiempo hará hoy?

—Ahora mismo en Barcelona hay veintiún grados Celsius con cielos despejados y sol. La previsión de hoy es que será un día muy soleado con máximas de treinta grados y mínimas de veintiún grados.

—Gracias... ¡Madre mía, qué calor, por el amor de Ra!

Suena el despertador del teléfono otra vez. Lo paro y miro la app del sueño. Qué bien, he dormido la friolera de cuatro horas y treinta y ocho minutos. En mi línea.

Me quito a Misi de encima, me levanto y empiezo con mi rutina. Ducha, ropa, el desayuno de cada día, lavado de dientes, secado del pelo y algo de maquillaje mal puesto para disimular las tres horas de sueño que me han faltado. Preparo la mochila con el portátil, la agenda y mis bolis de colores. Ya me puedo ir al trabajo. Sigo con un sueño mortal y me duele todo el cuerpo. Supongo que serán agujetas poscabreo monumental de ayer. A saber.

Hoy voy a compensar la tortura a la que sometí a mis pies ayer calzándome unos zapatos cómodos. Esos zapatos viejos, yo diría con solera, que mis amigas suplican que algún día tire a la basura. De hecho, lo intentaron ellas mismas en un momento de debilidad, pero los rescaté del cubo. Desde entonces no se han vuelto a atrever, aunque me he comprometido a poner de mi parte y encontrar el mismo modelo o, por lo menos, uno lo suficientemente parecido que a mi rigidez le parezca bien.

Son las 7.23, una hora aceptable para salir de casa e ir andando al trabajo sin cruzarme con media Barcelona en mi camino. Me pongo los auriculares, hoy con cancelación de ruido, con mi lista de reproducción «Junio» y me dirijo a la oficina a buen ritmo, a pesar del calor que ya hace a esta hora. Caminar a paso ligero me va bien para regularme y llegar al trabajo con algo menos de ansiedad y sudada como un pollo. *A l'ast* en concreto.

Recibo una notificación de WhatsApp del grupo de «Miss presidentas».

Sofía: @Lucía, cariño, espero que esta noche hayas dormido un poco mejor. Ánimos con el día.

Isabela: Puta mierda de día y no son ni las 8.

Yo: Gracias, @Sofía, he dormido poco y mal, pero es lo que hay. @Isabela, intenta no matar a nadie. No merece la pena, porque el sábado comemos juntas y tengo ganas de veros, a poder ser, lejos de alguna cárcel. Entro al matadero (emoji dramático), luego os cuento. Os quiero. (emoji que escupe un corazón)

A esta hora, en el despacho solo están los empleados de la empresa de seguridad y algún colgado más como yo. ¡Maravilla! Durante este rato de tranquilidad, sin gente ni llamadas que me interrumpan, es cuando mejor trabajo, así que me pongo a ello como si no hubiera un mañana.

Formo parte del Departamento de Comunicación y Relaciones Públicas de una multinacional y me dedico a organizar eventos corporativos. O, en un idioma más *postureoso*, soy *Corporate Events Manager. Osea, yasss.*

El mes de junio es una mierda tanto en mi vida personal como en la laboral. En lo personal porque el 23 de junio tiene lugar la verbena de Sant Joan. La fiesta va acompañada de la tradición, yo diría *torturación*, de celebrar la llegada del verano con hogueras y pirotecnia tanto durante toda la verbena como las semanas previas, de día y de noche. Y yo tengo pánico a los petardos. En lo laboral es una mierda porque la tercera semana del mes de junio tenemos uno de los eventos más importantes del año: la fiesta de verano para clientes. Y la combinación fiesta de verano, Sant Joan y mi pánico es la peor de mis pesadillas.

A las nueve ya está la oficina casi a pleno rendimiento. Aparecen por aquí todos mis compis recién perfumados —por cierto, debería estar penalizado aplicarse más de un *frus* por persona— con sus voces cargadas de energía y preparadas para hacerme estallar la cabeza con alguna carcajada escandalosa o conversaciones de punta a punta del despacho. Se acabó mi tan preciada tranquilidad.

Cómo no, a las 9.10 horas llega el trepador con su «Buenos días, gente» insoportable.

—Ya ha llegado Dios todopoderoso.

¡Ops! Se me ha escapado en voz alta, pero anda tan ocupado escuchándose a sí mismo que ni se ha percatado de mi comentario. Aquí está cacareando, digo explicando, el tráfico que se ha encontrado por el camino con su moto nueva que es tan supermegaguay como lo es él. Yo no sé de dónde habrá sacado esa capacidad de decir tantas memeces en tan poco tiempo.

El trepador responde al nombre de Jaime, aunque a él seguro que le encantaría ser don Jaime y yo le añadiría «de Todas las Soberbias», pero el destino quiso que su apellido fuera Escalante. Sí, se llama ni más ni menos que Jaime Escalante. Es el clásico tipo que, a sus treinta y pocos, está convencido de que por tener un máster carísimo, haber vivido unos años en el extranjero y vestir con ropa de marca va a ser el rey de la oficina. De momento se está quedando en un vulgar trepador del castillo del rey, o un bufón sin gracia para quienes lo tenemos que sufrir a diario. Lleva pocos meses en la empresa, pero el campeón ha escalado hasta las primeras posiciones del ranking del peor colega. Es una verdadera lástima que, entre tantos estudios, de Relaciones Públicas para más inri, no recibiera ninguna noción sobre empatía o compañerismo y todas esas cosas sin importancia para los de su especie.

En mi afición de analizar, clasificar y hacer listas, un día llegué a la conclusión de que en la oficina tengo tres tipos de compañeros:

- Los hormiguitas: esos que van a la oficina a trabajar. Acostumbran a ser meticulosos y nobles, pero solo en contadas ocasiones consiguen progresar a pesar de dedicar muchas horas y energía. Su trabajo suele verse apropiado por otros. Algunos de ellos se autodenominan pringados y suelen caer en estado de *burnout* laboral. Vamos, que se queman.
- Los trepadores: esos personajes cuyo máximo deseo es ascender laboralmente. Tienen un ego inmenso y ningún reparo en pisotear a todo el que ven como una amenaza. Menosprecian a quienes creen inferiores y se apropian de los logros ajenos. Suelen tener un componente vago que camuflan estupendamente con mucha capacidad para las interacciones sociales, el peloteo y el postureo en general.
- Los *pfpfpf*: son lo más parecido a los típicos funcionarios de los que tenemos una visión estereotipada. Suelen llevar muchos años en la empresa y están en un punto en el que no tienen ninguna necesidad de ascender ni de demostrar nada. Les molesta mucho que alguien les diga cómo tienen que hacer las cosas y, por supuesto, que les hagan trabajar más de lo que consideran que les corresponde.

También podría hacer una clasificación de los tipos de jefes, pero para esto tendría que acercarme a ellos, algo que me cuesta horrores. Sí, soy así de boba. Porque esto es de ser boba, ¿no? Siempre me han considerado una boba, una mema, una tontita y una pánfila por no saber interactuar con los jefes. Tampoco sabía hacerlo de niña con los profes. Un profesor le llegó a reprochar a mi madre que no me dirigía a él y casi no le miraba a los ojos cuando me hablaba porque era una engreída que creía estar por encima de él. En realidad, por lo que recuerdo, lo que me pasaba era que me daba miedo y no sabía cómo acercarme. Y ahora me atrevería a decir que sí, que yo estaba muy por encima de él, por lo menos en cuanto a la calidad de persona que era.

Volviendo a la clasificación, Carla, mi compi salvavidas en el trabajo, y yo estamos en el primer grupo, por supuesto. En realidad al grupo de los hormiguitas lo había denominado inicialmente los pringados, pero Irene, mi psicóloga, siempre me dice que tengo que hablarme bonito, así que me sentí obligada a cambiarlo. Aunque sí, la cruda realidad es que somos unas pringadas, las cosas como son. Pero tenemos un sentido del humor que nos salva del desasosiego que nos producen esos personajes con los que tenemos que lidiar a diario. Los trepadores son pocos pero intensos, y con la incorporación de Jaime la ratio de moscas cojoneras ha superado el máximo recomendado para tener un ambiente de trabajo saludable.

Yo: Carla, ¿te va bien bajar ahora?

Cuando tenemos que hablar de algo importante bajamos a desayunar un poco antes para estar más tranquilas y evitar el mogollón de las diez.

La mesa que me gusta está libre y el bocadillo del día es de lomo con queso. Señales clarísimas de que hoy todo va a salir bien. Aquí cada una se anima como quiere y puede.

Manuel, el dueño del bar, se dirige hacia nuestra mesa con su andar desgarbado.

—A ver, niñas, aquí tenéis un americano con hielo, un cortado largo de café con la leche sin lactosa y dos minis de

21

lomo con queso, el de Lucía sin punta y con el queso bien fundido —repite de memoria.

—¡Gracias, señor Manuel! No sabe usted lo feliz que soy ahora mismo.

El hombre se da la vuelta con una sonrisa de satisfacción que muestra sus dientes desordenados y sigue atendiendo a sus fieles y hambrientos clientes.

Empiezo a engullir y a mugir ¡mmm! mientras saboreo esa maravilla. Encarna, la mujer de Manuel, es una artista de la cocina en general y de los bocadillos en particular. Nunca he entendido por qué llaman minis a unos bocadillos que en cualquier otro sitio considerarían maxis. Pero no seré yo quien diga nada, no vaya a ser que los adapten al tamaño estándar y me tenga que acostumbrar al nuevo formato.

Carla espera a que termine mi bocadillo para hacerme la pregunta que le ronda por la cabeza. Me conoce bien y sabe que mi momento de disfrute del desayuno es sagrado.

—Lucía, ¿qué pasó ayer? Te vi salir de la reunión con mala cara, pero justo me iba a una visita, y cuando volví a la oficina ya no estabas.

—¡Ni te cuento cómo llegué a casa! Tengo hasta lagunas. —Empiezo a manosear mi minicubo antiestrés mientras le explico lo ocurrido.

Ayer teníamos una reunión de seguimiento para la fiesta de verano y vino Jaime. En este evento estamos involucrados casi todos los del departamento. Se pasó toda la reunión interrumpiendo y, en cuanto podía, llevaba la conversación a su terreno y se vanagloriaba de lo buen relaciones públicas que es. Se metió en todo, aunque no formara parte de sus competencias, dando su opinión de pacotilla sin que nadie se la pidiera.

El orden del día que había para la reunión estaba bien. Todos habíamos anticipado los puntos que queríamos comentar. A pesar de que ya se preveía que iba a ser una reunión larga, todo estaba perfectamente estructurado. Pero el *señorego* hizo lo que le dio la real gana, sin respetar los turnos de palabra, ni los puntos establecidos, ni los tiempos. Y lo peor es que nadie le dijo nada. Es más, los jefes hasta le rieron las gracias. Y entre la ansiedad que me generan este tipo de encuentros y todo el desmadre organizativo, me agobié y no expuse nada de lo que tenía preparado. Así que se fueron a tomar por saco todas las horas, que no eran pocas, que había dedicado a prepararme la reunión. Lo único que quería era salir corriendo de allí y gritar toda mi frustración hasta quedarme afónica.

—Cuánto lo siento, Lucía. Es una faena que tengas que aguantar al energúmeno ese —se lamenta Carla mientras ahogo mi resignación con un sorbo de café.

Al volver a la oficina, no me da tiempo de poner el culo en la silla cuando oigo la voz de Jaime:

—Lucía, guapi, te estaba buscando por todos lados.

Me dan ganas de decirle que la próxima vez me busque en el baño, porque últimamente suelo estar cagándome en él cada dos por tres.

—Buenos días, Jaime, dime.

—Quería comentarte una cosa de la reunión de ayer. —¿En serio el desgraciado no tuvo suficiente?

—Dime. —Si soy más seca, me convierto en *carquinyoli*.

—Necesito que me mandes la distribución de las mesas para indicarte dónde se van a sentar los VIP. —Qué hostia le daría cuando pronuncia algo con ese inglés pedante *viaipi*.

Empieza mi lucha interna para disimular mi cara de asco con una sonrisa forzada.

—Vale —digo con mi mejor falsa sonrisa y voz de corderita mientras me siento la persona más tonta del universo.

—No hay prisa, ¿eh?, que mañana me voy una semana de *congress* a Italia, *amore*. —Otro sopapo que visualizo.

Respiro hondo y cuento hasta dieciocho mientras se recrea soltando palabras en italiano con voz a lo Eros Ramazzotti.

¿En qué momento de la organización del evento se dijo que él decidía dónde se va a sentar la gente? Y lo peor: ¿en qué momento se le ha ocurrido llamarme *amore* a mí? En fin, estaré una semana sin verle la cara y esto de por sí ya es una buena noticia. Pero me sigue dando rabia quedarme callada en esos momentos en los que, si fuera justa conmigo, debería decir lo que pienso y cómo me siento. Pero no, ahí sigo, conteniendo, callada y resignada. Lo confirmo: ¡soy boba, mema, tontita y pánfila!

Hoy vuelvo a casa andando al ritmo de *One & One* de Robert Miles, de mi lista de canciones «Remember when», mientras intento que mi cerebro deje de repetir en bucle todas estas cosas feas que me he dicho a mí misma.

Parece que mis pies ya están casi recuperados. Y a pesar de lo sucedido hoy en la oficina con Jaime, en general estoy mucho mejor que ayer.

Yo: Presis, ¿qué tal vuestro día?

Isabela: (emoji sacando humo por la nariz) Una semana sin dormir para que me cancelen el juicio cinco minutos antes de empezar. Esta profesión va a acabar conmigo y con mi flora intestinal.

Sofía: Yo estoy… Ayyy, el sábado cuando nos veamos os cuento novedades. (emoji sonrisa cuqui sonrojada) @Lucía, ¿qué tal con el imbécil hoy?

Yo: @Isabela, espero que no haya corrido la sangre. @Sofía, ¿en serio nos vas a tener en ascuas hasta el sábado? ¡Nos va a dar algo!

Por mi parte, hoy me ha ido mejor el día, y en cuanto al trepador..., pues como siempre: insoportable. (emoji asco)

Los detalles los dejo para el sábado también. Ahora voy corriendo a buscar a Noa al psicólogo.

Sofía: Ah, cierto, que hoy es martes y te toca ejercer de tía enrollada.

Yo: Yo sieeempre soy una tía enrollada. (emoji con corazones en los ojos)

Llego justo cuando Noa sale de la consulta. Gael, su psicólogo, se despide de nosotras y... ¡Ay! No sé si me ha hecho un gesto con la mirada para indicarme que quiere comentar algo sobre Noa, o simplemente se le ha metido una mota en el ojo, o igual tiene un tic y nunca me había fijado. ¿Qué hago? ¿Le pregunto? No, creo que no debo. Si ha sido un gesto con intención comunicativa será porque es algo que no quiere decirme delante de Noa.

Mi patética improvisación se lanza al vacío:

—Noa, ¿tienes que hacer pis?

—No.

—Yo creo que sí.

—Yo creo que no.

—Piensa que luego te vienen las ganas de golpe y no nos gusta ir a baños desconocidos, sucios y malolientes. —Arjjj, qué asco solo de pensarlo.

—Ya lo sé, pero acabo de hacer, tía. No tengo pis y me quiero ir a casa.

—Vale, pues nada. Nos vamos.

Me despido de Gael con mi clásica *papadasonrisa*, esa sonrisa de apuro hundida en mi papada, al intentar devolverle una señal a ese supuesto gesto.

Por el camino compramos sushi. Los martes Guille juega al pádel y nosotras aprovechamos para disfrutar de una tarde semanal de cena japo. Así vamos entrenando para cuando llegue el día en el que podamos hacer nuestro viaje soñado a Japón.

Llegamos a casa y leemos el maravilloso cartel pegado al lado de los buzones: «EStoY cOn eL Rufi eN eL dOCToR de bIchOs. Fdo. Juana María». El Rufi es el loro que adoptó la Juani. Le puso ese nombre en honor a su difunto marido, Rufino.

Mientras Noa hace los deberes, yo ordeno los productos de limpieza que llevan más de una semana en el recibidor, dentro de la bolsa del súper, sin ninguna intención de irse solos a su sitio. Cuando termino de colocarlos, sigo dándole vueltas a ese gesto de Gael que no he sabido interpretar. Me acerco a Noa para ver si ya ha acabado los deberes e intentar sonsacarle si hoy ha pasado algo que yo debiera saber.

—Noa, ¿qué tal en el colegio hoy?

—Bien. —Parezco tonta. Si le pregunto algo tan abstracto, la respuesta será un «bien» automático. Obvio.

—Y en terapia con Gael, ¿habéis hablado de algo importante? —Definitivamente hoy no estoy nada fina preguntando.

—Sí.

—Vale. ¿Te apetece contármelo? —A ver si cuela.

—No.

Se pone a jugar con Misi y yo voy a ocuparme de la cena. Abro las cajitas de los makis y preparo la mesa del sofá para ver el programa de preguntas y respuestas que tanto nos gusta. Hoy estamos más calladas de lo habitual, pero no es nada raro ni preocupante. La llegada del calor y la humedad irrespirable nos suele dejar mustias. Sin embargo, a Noa la noto muy inquieta. No deja de rascarse los brazos y no está haciendo mucho caso a su programa favorito. Le pasa algo, estoy segura. Reconozco perfectamente ese estado de ansiedad contenida.

—Noa, ¿necesitas que te abrace fuerte?

—Sí, tía, muy fuerte —dice con un hilo de voz tristón.

La abrazo como si la fuera a dejar sin aire durante unos segundos.

—Hay algo que te está haciendo sentir mal, ¿verdad?

—Es que papi y mami se enfadarán conmigo. —Estruja una pelota de Misi y Fu para calmar un poco la ansiedad.

—¿Por qué crees que se van a enfadar contigo?

—Porque hoy le he dicho a la seño que no quería que me dejara más rato que a mis compañeros para hacer el examen de Sociales. —Y aquí tenemos el quid de la cuestión.

—Noa, yo no creo que tus padres se vayan a enfadar por eso. Pero... ¿por qué lo has hecho? —Con lo que costó que en el colegio le hicieran algunas adaptaciones, para que ahora vaya la criatura y las rechace.

—Porque hay dos niñas que dicen que me dejan más tiempo que a los demás porque soy retrasada.

Suerte que no tengo la dirección de sus casas, porque me presentaba ahora mismo a decirles un par de cosas. Respira, Lucía, respira hondo. Pero es que encima han usado esa palabra tan... ¡Ahhh! Grito por dentro. Suspiro con fuerza y saco de mi interior una voz de persona adulta madura y calmada, aunque me van a salir subtítulos en cualquier momento.

—Pues la próxima vez puedes preguntarles cómo se sentirían si fueran zurdas y las obligaran a hacer los exámenes escribiendo con la mano derecha. Seguro que necesitarían más tiempo que el resto de sus compañeros diestros, ¿verdad? Esto no significa que sea peor ser zurdo, pero para hacer las cosas como si fuera diestro el zurdo debe hacer un esfuerzo mayor y necesita más tiempo.

—Tienes razón, tía. Gael me ha dicho algo parecido.

—¡Ole yo! Gael me estaba haciendo señales y lo he pillado. En mi cabeza suena *The Best* de Tina Turner—. Pero a veces me canso de tener que dar tantas explicaciones y prefiero hacerlo como los demás y que me dejen tranquila.

—Lo sé. Sé que es cansado pasar por estas situaciones, pero no estás sola, ¿vale? Y recuerda que...

—¡No estamos rotas ni defectuosas, estamos perfectamente completas y hartas de que nos digan lo contrario! —Recitamos juntas nuestro lema y a Noa se le dibuja esa sonrisa picarona de complicidad mientras deja de estrangular la pelota de los gatos.

Se hace un silencio cómodo y muy necesario para calmar a la bestia que se despierta en mí cuando alguien se mete con Noa o cuando percibo esa mezcla de frustración y tristeza en ella. Pero debo contenerme y dejar la *insultoterapia* para el chat de «Miss presidentas». ¡De qué van las niñatas esas! La han llamado ni más ni menos que retrasada, como si le hablaran a un tren de cercanías. ¡No te fastidia!

Cuando llega Guille, Noa se va a dormir. Le comento lo ocurrido para que hable con Gael y gestione el tema urgentemente con el colegio. Yo también debería irme a la cama para dormir por lo menos seis horas, pero mi cabeza ya está de nuevo en bucle. Entiendo perfectamente a Noa. Es agotadora esa sensación de ir siempre a contracorriente. A menudo prefieres renunciar a tus derechos con tal de que te dejen tranquila, pero el coste que tiene a medio plazo esa tranquilidad por renuncia no compensa.

La adolescencia es complicada en general para todas las personas, pero para mi sobrina en concreto es una etapa terrorífica porque ella es adolescente y autista.

¡Todo son cambios!, y las diferencias entre unos y otros se hacen más evidentes, sobre todo las que sobresalen de la supuesta y excluyente normalidad. Es una etapa que no recuerdo con ningún cariño. Si la tuviera que describir sería como jugar a descifrar enigmas con los ojos vendados sobre un terreno lleno de obstáculos sin señalizar.

Es viernes y mi cuerpo lo sabe: estoy agotada. Por fin son las 15.00 horas. ¡Pam! Se me cae el boli. Literal. Se me cae una media de unas 3,2 veces por hora. He mejorado mi marca, que estaba en 3,8 el mes pasado.

Y, ahora sí, recojo el boli y esta vez se me cae en sentido figurado. Dejo la mesa perfectamente ordenada y guardo mis cosas. Los jefes llevan toda la tarde reunidos y mis compañeros siguen aquí, calentando la silla, a la espera de que se vayan los que mandan para marcharse ellos también.

—Buen fin de semana —digo sin ningún tipo de remordimiento, y los dejo allí perdiendo el tiempo.

Al llegar a casa me pongo cómoda. Como la primera porquería que pillo en la nevera mientras decido en qué rincón de mi humilde morada me dejaré morir un ratito.

Me coloco los auriculares con la lista de reproducción «Música clásica» y me tumbo en la hamaca. No es por nada, pero el patio de mi casa, que por supuesto es particular, es la envidia de todos mis vecinos. Estoy completamente enamorada de mi oasis urbano. Tengo una pequeña zona *chill out* bajo una pérgola maravillosa, una hamaca y tooodas esas plantas gigantes que le dan un toque exótico. En cambio, el patio de Guille, que es del mismo tamaño, tiene un formato más... funcional, para comer o cenar fuera cuando hace buen tiempo. Bueno, también hay el miniinvernadero que ha montado Noa para observar sus plantas y sus bichitos. Yo no sé de dónde ha sacado esa afición a los bichos.

Me dejo perder entre las nubes, adivinando las formas que dibujan, hasta quedarme totalmente dormida al son de *Nocturne Op. 9, n.º 2* de Chopin.

¡Ahhh!, grito. Algo me ha pinchado el culo. Fu me ha clavado una uña a través de la tela de la hamaca y me ha despertado de golpe al intentar cazar un insecto. Casi me mata de un susto.

Me desperezo, no sin antes secarme la *babasiesta*. Miro el reloj del teléfono: me acabo de echar una siesta de más de dos horas. ¡Ole yo!

—¿Lucía? ¿Estás por aquí? —Oigo la voz de Guille desde su patio.

—Dime. —Mientras bostezo.

—¿Tomamos un café ahora?

—Yo no quiero café, pero si quieres ven y me cuentas lo que sea. Pero entra con tus llaves, que no me apetece levantarme.

Seguro que cuando entre volverá a insistir en que deberíamos poner una puerta para unir los dos patios, y le tendré que recordar, otra vez, que le quiero pero no tanto como para compartir mi espacio favorito de manera indefinida.

Mi hermano llega con su propia taza de café y se sienta en el sofá que tengo debajo de la pérgola. Yo sigo adormilada, pero él empieza a hablar sin esperar a que me espabile.

Hemos charlado sobre lo que le ha ocurrido esta semana a Noa en el colegio. Al parecer, cuando lograron hablar con la tutora, esta les dijo que si la niña no quiere adaptaciones, pues que mejor para ella. Me despierto de golpe. ¿Mejor para ella? ¿Será para la profesora, porque cree que así tendrá menos trabajo? Porque mejor para la niña desde luego que no será. Pero hoy no se trataba de echar más leña al fuego, sino de animar a Guille. Lo he notado agobiado. Supongo que se siente inseguro cuando le toca gestionar estas cosas con el colegio porque no acaba de entender por qué tenemos que hablar de adaptaciones. Noa se parece mucho a mí y él está más que acostumbrado a convivir con mis, nuestras, «peculiaridades» y nuestra manera de percibir el mundo. Para él esto es lo «normal» y a veces no se da cuenta de que a nuestra «normalidad» le cuesta un gran esfuerzo funcionar según el sistema educativo establecido. Y aunque él diga que no, sé que le incomoda que, a menudo, mis consejos sean contrarios a las decisiones que toman junto con Clara, la madre de Noa y exmujer de Guille. Con ella me llevo muy bien, pero creo que le queda un poquito todavía para terminar de entender la condición de su hija. Aunque esto no se lo voy a decir jamás, porque eso de ser madre debe de ser muy difícil y yo no soy nadie para ir dando lecciones.

Mando a Guille para su casa antes de cenar porque hoy quiero irme a dormir pronto. Mañana he quedado para comer con Sofía e Isabela y nuestros encuentros pueden durar muchas horas e ir regados de más vino del que debería beber en un mes.

> Sofía: ¡Buenos días, mis chicas! En un ratito nos vemos. (emoji emocionado) He reservado a las 13.30 en Casa Bea.

Adoro este sitio y todavía más a la mujer *estupendisisísima* que lo regenta.

> Yo: Ummm, croquetas de gambas. (emoji salivando) Me voy a la ducha.

Isabela: Recibido. A las 13.30 horas en Casa Bea arregladas, pero sin etiquetas y con la ropa interior de nunca se sabe.

Sofía: Ropa interior de... ¿¿¿qué???

Isabela: ¿No te acuerdas de que la última vez que quedamos ligué? Como había quedado con vosotras, ni me planteaba que pudiera salirme algún plan y llevaba unas bragas de esas de "tierra, trágame".

Yo: O mejor dicho de "culo, trágatelas". (emoji carcajada) (emoji tapándose la boca)

Sofía: Venga, soltad el teléfono y vamos a darnos caña o llegaremos tarde todas.

Isabela y Sofía son mucho más que mis amigas. Son mis salvavidas. Nos conocimos hace un par de años en un grupo de apoyo tras obtener el diagnóstico de autismo. Conectamos enseguida y no tardamos ni dos sesiones en crear el grupo de WhatsApp de «Miss presidentas». El nombre surgió de la necesidad de empoderamiento urgente que teníamos en un momento tan convulso, con tantos cambios, con tanta información que intentábamos asimilar y procesar después de tantos años de incertidumbre. Es una manera de recordarnos que somos las presidentas de nuestras vidas, las putas amas. Y cuando a una se le olvida, siempre estarán las otras para recordárselo.

Sofía es muy dulce, quizá demasiado para este mundo agrio, y extremadamente correcta. Isabela es todo lo contrario. Toda la dulzura y corrección que le sobra a Sofía, le falta a Isabela en algunas situaciones. A ella se la sopla y yo la admiro y envidio por ello.

Se acerca un camarero para tomar nota.

—Chipirones a la andaluza, fiestón de croquetas, patatinas Bea con salsa Triz, ensaladilla y pan con tomate para acompañar. ¿Algo más?

—¿Hoy no está Josu? —pregunta Isabela.

—Sí, pero ha salido a hacer un recado.

—Entonces te lo pregunto a ti: ¿tenéis *ancholivones*?

—¿Cómo dice?

—Que si tenéis olivas gigantes rellenas con anchoas de L'Escala enrolladas y sin espinas. Un orgasmo para mi paladar y posiblemente para el tuyo si las probaras —le informa Isabela.

—Eh... Pues... Si no está en la carta, no tenemos. Lo siento.

—Hace un año sí que teníais y eran espectaculares. Nos gustaba empezar con unos *ancholivones*. Pero no perdemos la esperanza de que un día volváis a tener. Si no te importa, nos quedamos más tranquilas si lo preguntas a cocina —intervengo para evitarle un bufido de Isabela.

—Y sobre todo traiga el vino, por favor. —El tono de voz de Sofía es casi de súplica.

Que Sofía necesite vino significa que nos va a contar algún salseo interesante. A mí me tiene fascinada con todos los cambios que ha hecho desde que la conozco. Llevaba décadas atada a un matrimonio de esos de guardar las apariencias de puertas para fuera y vivir en la más grande de las soledades de puertas para dentro. Al poco tiempo de su diagnóstico, empezó a hacer terapia de acompañamiento y pronto llegaron los cambios en su vida. Por fin comenzó a valorarse y a respetarse, y quedaría precioso decir que lo primero que hizo fue dejar al gilipuertas de su marido, pero lamentablemente no fue así. Fue él quien la dejó a ella cuando apareció una Sofía más empoderada, cuando dejó de ser la mujercita decorativa a la que podía manipular a su antojo mientras le ponía los cuernos sin mucho esfuerzo para ocultarlo. Creo que siempre le estaremos agradecidas a su ex por tomar esa decisión y ayudar a nuestra Sofía a liberarse de semejante bazofia de marido.

—A ver, Sofi, nosotras ya te hemos contado nuestras novedades para darte tiempo de tomarte un par de copas de vino. Así que ya puedes empezar a contarnos eso que nos tiene tan intrigadas. —Ya no puedo esperar ni un minuto más.

—Venga, sí, que nos tienes en ascuas y eso de no saber me pone de mal humor. —Lo de andarse con rodeos no va con Isabela.

—Pues a mí el no saber me da hambre. —Y engullo una croqueta.

—¿Os acordáis de que tuve la cena de verano con las del gimnasio? Pues llegué a casa a las tres de la madrugada. —Sofía entra en modo vergüenza.

—¿Las del gimnasio? ¿Te refieres a las acelgas esas que te da miedo presentarnos? —Ciertamente le debe de dar cosa que nos conozcan. Isabela terminaría con sus conversaciones superficiales e irrelevantes en un par de frases fulminantes.

—¿Acelgas? —Miro a Isabela con cara de intriga.

—Que no apetecen —me replica con expresión exagerada de asco.

—A mí me gustan las acelgas y son muy sanas. Suelo comerlas una vez por semana. —Sofía a su bola.

—Volvamos al tema, que nos estamos desviando. —Pongo un poco de orden o se nos irá de las manos.

—Ya sé que ellas forman parte de mi pasado rancio y *postureoso*, pero el gimnasio forma parte de mi rutina y me cuesta cambiarlo. Y por eso las sigo viendo, porque...

—Chsss, venga, sigue. ¿Por qué volviste a las tres? Tú, que a las doce te conviertes en calabaza si no estás en casa —insisto.

—Pues estuve toda la cena hablando con una chica nueva y luego nos fuimos las dos por ahí.

—Y conocisteis a... ¿quién? —Isabela intenta poner el turbo para que lo suelte de una vez.

—A nadie más —apunta Sofía.

—Pues mola, Sofi. Seguro que te fue genial salir de tu micromundo obsoleto. —Doy por finalizado el cotilleo. Realmente es una gran novedad viniendo de Sofía.

—Al despedirnos me besó. —Sofía nos mira con cara de susto y risa nerviosa a la vez.

—Puaj, qué manía tiene la gente con dar besos para despedirse. —Es algo que odio.

—Que no, que me besó. —Sigue con cara de susto y añade unos morritos con la mano delante.

—¡Toma ya! —exclamamos Isabela y yo al unísono—. ¿Y te gustó?

—No lo sé. Igual sí, pero no, pero es que no sé, yo qué sé...

Sofía empieza a pellizcarse la mano, una clara señal de que la situación la está superando.

Josu, nuestro camarero de confianza, aparece en el momento perfecto. Al vernos beber la copa entera de un sorbo para asimilar lo que nos acaba de contar Sofía, decide sumarse a la presunta celebración. Se arranca a cantarnos *Que nadie sepa mi sufrir*, rememorando sus tiempos mozos en la tuna. A Josu le encanta aprovechar cualquier ocasión para dar rienda suelta a su vocación frustrada de cantante.

El resto de la comida transcurre como siempre: entre risas, algún lloro y una sobredosis de conversaciones que se quedan a medias por ese don que tenemos de ir saltando de un tema a otro.

Han pasado varios días y sigo sorprendida con lo que nos contó Sofía. Ella, la dama de alta cuna educada en aparentar, que no suelta la máscara ni con agua caliente, va a resultar ser la más rompedora de las tres. Me parece espectacular y maravilloso que ocurra. Pagaría por ver la cara del tonto de su ex y de su *carcamilia* entera si lo supieran. A la pobre hasta le han prohibido contar que es autista por el qué dirán, no sin antes pedirle que no diga esas tonterías, ya que «ella no tiene nada de eso».

Hoy en el trabajo tenemos la última reunión de equipo antes de la fiesta de verano y me estoy mentalizando por todo lo que pueda pasar. Por mi parte ya lo tengo todo perfectamente planificado y controlado. Pero cada vez que abre la boca mi *noquerido* Jaime, mi planificación se convierte en un castillo de naipes que sus palabras derrumban con el mínimo esfuerzo.

Aquí estamos, esperando al *mister*, que dice estar atendiendo una llamada muy importante. Seguro que si no la atiende se termina el mundo... Por suerte me he podido sentar en una esquina de la mesa, al lado de Bernardo, uno de los trabajadores, de tipología *pfpfpf*, del Departamento Financiero. Me cae bien. Creo que solo he hablado con él un par de veces, pero me encantan sus comentarios de voz en *off* durante las reuniones y sus miradas fulminantes a los trepadores. Finalmente llega el impresentable y podemos empezar la reunión.

De momento todo va bien y estamos siguiendo el guion establecido. ¡Milagro! Hoy Jaime está bastante contento. Cómo se nota que está presente la jefaza de Madrid. Ha intentado hacer un par de bromas, pero entre la mirada de Bernardo y que la jefaza no le ha seguido el rollo ha desistido y se ha entretenido mirando el teléfono.

Salimos de la reunión y oigo la maldita voz de Jaime:

—Lucía, ¿tienes cinco minutos? —Ya decía yo que era todo demasiado bonito hoy.

—La verdad es que no, tengo mucho trabajo, pero dime.

—Tengo a unos *viaipi* alojados a dos calles del sitio donde celebraremos la *sama'pari* —fiesta de verano para el resto del mundo— y lo mejor sería que los recogieras en el hotel y los acompañaras hasta el sitio de la cena.

Los *co-ho-nes*, chaval, me digo para mis adentros.

—Imposible, no puedo. Lo siento.

—¿Por qué? Si siempre lo tienes todo perfectamente organizado. —¿Eso ha sido un cumplido o es un *quedabién* por interés?—. No te cuesta nada ir en un momento. Además, tú das mejor imagen que si mandamos a un júnior, o peor, a un becario.

Respiro hondo. ¡Ommm! Cuento hasta ocho y vuelvo a respirar.

—No puedo, lo siento.

No sé por qué, pero me siento mal por decirle que no puedo.

—Pero... ¿por qué no quieres?

—No es que no quiera, es que no puedo. De verdad, no insistas, en eso no te voy a poder ayudar. Tendrás que pedírselo a otra persona.

Por favor, que pare esta tortura. Siento culpa por ser así. ¿Por qué siento culpa? Me estoy agobiando mucho.

—Joder, no te entiendo. —Jaime cambia su tono de voz y pasa de la amabilidad forzada a la impertinencia—. Pensaba que eras una persona más implicada con la empresa.

Lo que me faltaba tener que oír hoy de su bocaza. Al final le tendré que decir la verdad. Me está entrando mucha ansiedad ahora mismo.

—Mira, Jaime, si te digo que no puedo es porque no puedo. Tengo pánico a los petardos y no puedo ir andando por la calle tres días antes de la verbena de Sant Joan. Y menos allí, que hay una tienda de venta de petardos a cincuenta metros.

—¡Venga ya! ¿Me estás vacilando? ¿A tu edad? ¿Cómo vas a tener miedo? Si solo es ruido, no te van a atacar.

Ese tono de burla y prepotencia me está pisoteando la poca autoestima que he ido recuperando en terapia.

—Jaime, es un tema mucho más complejo de lo que crees. No insistas, por favor.

Qué rabia me estoy dando por no ser capaz de contestarle como se merece en lugar de quedarme con este discurso patético de «pobrecita tontita». Y es que el imbécil este no tiene ni idea de lo que es sentir un miedo tan irracional. Cada vez que oigo un petardo siento que se me va a parar el corazón. Me ahogo, salgo corriendo presa del pánico. En ocasiones, al no encontrar una escapatoria, me he llegado a desmayar. Hay ruidos que no es que me molesten como a la mayoría de las personas, a mí me duelen. Pero me temo que es imposible que este cretino llegue a entenderlo algún día. Mi ansiedad se está empezando a descontrolar.

—A ver, que al perro de mis padres le den miedo los petardos, vale, pero ¿a ti? Un poco de seriedad, por favor. —Jaime insiste—. Los recoges a las 19.45 horas en el Hotel Queen, que no estamos en parvulitos, compañera, esto es una empresa seria.

Entro en mutismo situacional. Ahora mismo no soy capaz de mediar palabra y solo quiero huir de allí y encogerme como un ovillo. Que se esperen sentados, porque no seré yo quien vaya. ¿Quién es él para decirme a mí lo que tengo que hacer y hablarme en ese tono? En fin, supongo que la culpa es mía por no dejarle las cosas claras y poner los puntos sobre las íes. Pido un taxi y me voy a casa. No puedo más. Hace rato que debería haberme marchado. ¡Estoy hasta el infinito del tío este!

En el taxi les cuento a mis presidentas lo ocurrido.

Isabela: Ese tío es un malnacido, pero la colleja te la voy
a dar a ti por no hacer algo para ponerle en su sitio.
Yo: Lo sé. (emoji triste con el moco colgando)
Sofía: @Isabela, tía, no la hundas más,
Isabela: Es verdad, lo segundo ya te lo recordaré en otro
momento. @Lucía, ¿te apetece un poco de insultoterapia?
Yo: Sí, por favor y gracias.

Durante el trayecto soltamos todo tipo de burradas y terminamos riendo de la cantidad de frases sin sentido pero reguladoras que somos capaces de decir. ¡Las quiero tanto! No sé qué sería de mi vida sin ellas.

En el portal está mi querida Juani, comentando la mudanza del edificio de enfrente.

—Uy, Luci, nena, qué mala cara tienes.

—Sí, he tenido un mal día.

—*Pos* podría haber sido peor, porque hace un rato había unos críos en la calle tirando petardos y los he *avientado* de aquí para que no estuvieran cuando llegaras.

—¿*Avientado?*

—Les he dicho que se fueran a otro lado a hacer ruido, porque mi Luci lo pasa muy mal con eso. No veas el bocinazo que les he soplado cuando intentaban hacerse los chulitos. Han salido por patas, ¡ja, ja, ja!

Abrazo a la Juani y me da llorera. Me parece algo extraordinario que alguien me entienda. ¿Será porque tengo interiorizado que me van a tratar mal por sistema? Tendré que trabajar estas cosas con Irene en las próximas sesiones.

Mañana ya es la maldita fiesta de verano. A ver si pasa de una vez, porque no puedo con la ansiedad acumulada que llevo encima.

Uy, me ha entrado un correo de Jaime. Miedo me da. Es un correo dirigido a Joaquín, nuestro jefe de departamento, con copia a mí:

```
Buenos días, Joaquín:
    De acuerdo con lo comentado ayer por la
tarde, como Lucía no se siente preparada para
atender a nuestros invitados alojados en el
Hotel Queen, he solicitado a Marina, la becaria
del departamento, que vaya ella a buscarlos y
los acompañe al evento. Marina estará encanta-
da de poder ayudarnos con esto.
    Fdo. Jaime Escalante
```

Prefiero no saber qué le dijo Jaime a nuestro jefe ayer por la tarde, porque perderé los papeles y eso no me lo puedo permitir. Elimino el correo. Lo saco de la papelera. Lo vuelvo a eliminar. Ay, no. Lo saco de la papelera otra vez y lo archivo. Isabela siempre me dice que estas cosas es mejor guardarlas.

¿Por qué miente? ¿Por qué necesita decir eso por correo? ¿Por qué es así la gente? Ahora seguro que todo el departamento, o la empresa entera, cree que soy imbécil. Si alguna vez he pensado en la posibilidad de ascender y tener un mejor puesto, ya me puedo ir olvidando. Seguro que ahora soy lo peor para Joaquín y se siente decepcionado por haberme contratado hace años. ¡¡¡Basta!!! Los pensamientos intrusivos me están volviendo loca. Voy a intentar ver la parte positiva: ya no tengo que insistir ni dar explicaciones de por qué no puedo ir a recoger a los *viaipi*.

La fiesta creo que está yendo bien y mi *checklist* se va cumpliendo en el orden y tiempos establecidos. Eso me da una paz que es difícil de describir para quien no esté en mi pellejo. Solo ocurren un par de imprevistos que, en realidad, ya tenía previstos en mi lista de posibles imprevistos.

Jaime disfruta de la velada. Está encantado de codearse con todas esas personas con poder a las que intenta parecerse. Yo, en cambio, paso la noche entre bambalinas, asegurándome de que todo transcurre según lo planificado. Siendo sincera, lo utilizo como excusa para evitar las interacciones sociales que no sean estrictamente necesarias.

—Lucía, ¿ya te vas? Te presento a los señores del Arce. Son los dueños de *diemeijareichcorporeit* —le ha puesto tanta tontería a la pronunciación que no he entendido un carajo—, a los que no has querido ir a buscar al hotel.

Se ríe de lo que, para él, es una broma. En concreto una mierda de broma sin gracia.

—Encantada. ¿Lo están pasando bien? —Sonrío mientras pienso en todas las muertes lentas y dolorosas que le desearía en ese momento a Jaime.

—Sí, señorita, muy bien. Muchas gracias por todo. Nunca habíamos asistido a una cena de este tipo en la que se tuvieran tan en cuenta las intolerancias alimentarias de mi esposo —elogia la mujer.

—Bueno, ya saben que soy un anfitrión de primera al que no se le escapa ni un detalle. ¿Verdad, Joaquín? —afirma Jaime poniendo la mano en el hombro de nuestro jefe.

¡Será desgraciado! ¿Acaba de colgarse una medalla mía en toda mi cara? ¡Fui yo la que tuvo en cuenta las intolerancias alimentarias a la hora de organizar el evento! Pido un taxi y me retiro de la fiesta con esa sonrisa puesta que me está empezando a doler demasiado.

De camino a casa le tengo que suplicar al taxista que suba las ventanillas, a pesar de llevar puestos los canceladores de ruido. Necesito sentirme protegida de los petardos que explotan en nuestro camino. La cara del taxista no es muy diferente a la de Jaime cuando le conté mi aversión por los ruidos estridentes. Supongo que en su caso se ha callado porque soy la clienta.

Al fin llego a casa. Cierro bien las ventanas. Me acuesto, cierro los ojos y deseo con todas mis fuerzas no volver a abrirlos hasta que pase la dichosa verbena.

Julio

Hoy tengo comida con mis presidentas para celebrar que por fin ha terminado la tortura del mes de junio.

Sofía parece que ha vuelto a quedar con la chica del gimnasio, de la que no nos quiere dar más detalles. Hemos hecho un pacto de silencio y no volveremos a hablar del tema hasta que ella lo saque. O más bien nos ha anticipado que se acoge a su derecho de no responder cuando insistamos en que nos cuente más cosas.

—A ver, y vosotras, ¿qué? ¿Algún *affair* digno de ser comentado? —nos pregunta Sofía.

—Yo sin novedades. Con tanto trabajo no tengo tiempo ni de tirar de *citagenda*. —Isabela es superorganizada hasta para eso.

—Lucía, ¿y tú? Desde que nos conocemos, jamás nos has hablado de tus relaciones.

—Ni tengo intención de hacerlo —respondo taxativa—. Es un tema que aparqué y no lo quiero tocar. Además, ya no me acuerdo ni de cómo se hace eso de conocer gente nueva, ligar...

Se me pone tal cara de asco que el pobre Josu, que justo nos estaba sirviendo un poco de vino, cree que algo de lo que nos ha traído está en mal estado.

—Pues en las apps, ja, ja, ja. ¡Anda que no eres mala poniendo excusas, Lucía! —bromea Isabela.

—¡Eso! ¿Por qué no te abres un perfil en una app de esas? —Y Sofía va y apoya la propuesta.

—Sí, claro, o dos, ya que estamos. —Me pongo en modo *mimimí*.

Con la segunda botella de vino que trae Josu, ya me han convencido. Si ya digo yo que no puedo tomar decisiones en estos encuentros. Me han abierto un perfil en una app de esas y me han retado a usar la aplicación diabólica durante el verano.

Me voy pronto porque hoy Noa duerme en casa y tengo que comprar comida para poder ofrecerle algo mejor que unos fideos precocinados o medio huevo congelado para cenar.

Este año, en julio, Noa está con Guille todo el mes porque en agosto se va con su madre a practicar inglés a no sé qué parte del mundo.

He estado tentada de contarle lo de la app para ligar y que me diera su opinión sin filtros al respecto, pero creo que no estoy preparada para hablar de estos temas con Noa. Bueno, ni con ella ni con nadie. He preferido hablar sobre sus actividades de verano. El lunes empieza el campamento en el club donde Guille juega al pádel y en él harán deporte y otras actividades. Yo no lo veo claro, sobre todo porque Guille y Clara no han querido mencionar la condición de Noa en la inscripción. Lamentablemente, puedo entender ese miedo, porque el año pasado la apuntaron a un campamento artístico, algo que le encanta a Noa, y la rechazaron cuando les comentaron que está diagnosticada de autismo. Sin conocerla dijeron que lo sentían mucho y se excusaron por no tener recursos para poder atenderla. Me prohibieron intervenir y subsanar, a mi manera, esa injusticia, así que «solo» les puse una mala reseña en Google y les pedí a mis presidentas que los dejaran de vuelta y media en redes sociales.

Entiendo que, cuando organizas un campamento de verano, adquieres la responsabilidad de que todos los niños estén bien atendidos y sea un sitio seguro, por supuesto. Pero cerrarle la puerta a una niña por el hecho de ser unos totales ignorantes cargados de prejuicios, pues me parece patético. ¡Es que ni siquiera preguntaron qué necesidades tenía Noa! Fue oír la palabra «autismo» y se acabó todo.

Tras la mala experiencia del verano pasado, pues, esta vez a Guille y a Clara se les ha ocurrido que era mejor no decir nada... ¡Claro, mucho mejor! ¿Mucho mejor? ¡Pues no!

Guille se enfada conmigo cuando saco el tema porque dice que soy una cansina, que cuando se me mete algo en la cabeza soy insoportable y que le doy mil vueltas. Yo creo que se queda corto. En realidad, le doy ocho mil vueltas por lo menos. Piensa que tengo que aprender a pasar más de las cosas y a relativizar. ¡Ja!, ¡ja! y más ¡ja! ¿Acaso quiere que me dé un soponcio con el asunto en bucle en mi cabeza durante años sin poder compartirlo con nadie?

Entiendo a Guille, sé por qué lo hace, pero ya no sé cómo explicarle que no tiene sentido. Meter a Noa en un sitio donde te da miedo decir que la niña es autista es como empujarla al vacío sin paracaídas. ¿Realmente cree que es buena idea llevar a su hija, mi sobrina favorita, a un lugar donde cree que la podrían rechazar por ser autista? Ojo, no digo que no vaya a estar bien allí, o que tenga la certeza de que la rechazarían si se lo dijeran. Seguramente lo pasará genial, pero creo que lo correcto es decirlo, tanto para Noa como para el sitio.

Al preguntarle a Noa, me dice que le gusta lo que le han contado del campamento, porque hay algunas actividades artísticas, aparte del deporte, y también zonas con plantas. Esta ya está pensando en bichitos en el club. El lunes veremos qué tal.

He puesto una peli y Noa se ha quedado dormida en el sofá con Misi y Fu encima.

Aprovecho que no tengo sueño y que la peli es un bodrio colosal para mirar la *ChurriApp* que me han instalado. ¡Qué feo es eso de churri! Pero es que me imagino una app llena de tíos buscando a su churri, su chati, su chorba, su jamelga, su... lo que sea, pero de su propiedad (puajjj), aunque sea para un rato. Sé que no hay nada peor que empezar algo nuevo con unos prejuicios del tamaño de un rascacielos, pero no lo puedo evitar.

El simple hecho de pensar en iniciar conversaciones, tener citas, etc., me ha provocado un retortijón explosivo. Ya miraré la app con calma otro día. Lo dejo correr y me pongo a leer un libro, que, sin duda, es el mejor plan ahora mismo.

—Luci, nena, ¿has comprado esa comida cruda que cenáis los martes? —me pregunta la Juani al cruzarme con ella.

—Por supuesto, hoy toca sushi. Un día tienes que probarlo, Juani.

—Ay, quita, quita. Mi Rufino, en paz descanse —se santigua mirando al techo—, comió eso una vez y estuvo toda la noche *gomitando*. Me hacéis sufrir comiendo eso cada semana. A ver si va a ser por culpa de esas cosas raras que coméis que la Noa y tú tengáis eso.

—¿Eso? ¿Qué quieres decir? —le pregunto divertida.

—La *confermedad* del desarrollo esa que no se ve. —Caaasi.

—¡Ah! Te refieres a que somos autistas.

—¡Ay, no digas eso, Luci! —Respiro hondo porque la quiero mucho y no quiero ser grosera.

—Juana María —me encanta llamarla así cuando me pongo seria—, ya hemos hablado de esto más veces. Ser autista no es nada que tengamos que esconder. Y, por supuesto, el autismo no aparece por comer sushi. Es una condición del neurodesarrollo con la que naces, vives y mueres.

—Se me escapa la risa, pero es que tiene unas ideas tronchantes.

—Pero la gente es muy mala, Luci, y ya sabes que yo quiero mucho a mi Noa —a mí que me den, supongo— y no quiero que le digan cosas feas si saben que tiene eso. —Y dale con el dichoso «eso».

—Por esto mismo, Juani, creo que es importante hablar de las cosas por su nombre, en este caso «autismo». No es un tema tabú del que nos avergoncemos.

—Tienes razón, Luci, pero ya sabes que a mí me cuesta entender esas cosas. Mi padre y mi tío siempre nos obligaban a esconder de los demás a mi primo, el tonto del pueblo —vuelvo a respirar hondo—, pobrecito mío, y yo no sé cómo se tiene que hacer con esas cosas.

—Tú ya sabes que a mí me puedes preguntar todo lo que quieras y las veces que quieras. Y nosotras también te queremos mucho, Juana María de nuestros amores.

—Venga, tira *pa* casa, que no quiero ponerme *to* llorona ahora.

Sonrío, le lanzo un besito y entro en mi casa. ¡Es un amor!

Me tumbo un rato en la hamaca mientras espero a que llegue Noa. Hoy no tiene psicólogo y se ha ido con Guille a hacer unos recados. Tengo muchas ganas de que me cuente cosas del campamento. Ya lleva allí una semana, ocho días en concreto. Pero he ido tan liada en la oficina que ni la he visto.

Aprovecho para revisar la agenda del trabajo. Veo que esta semana tenemos a nuestro no amigo de viaje otra vez y eso siempre se agradece.

Esta mañana Carla y yo hemos bajado a desayunar con Bernardo, porque su compi de desayunos está de vacaciones. Esta es una de las cosas que no me gustan del verano, y es que se me giran bastante mis costumbres con los cambios de horarios, turnos de vacaciones, etc. Durante el desayuno todo eran risas e iba genial hasta que Bernardo me ha advertido: «Vete con cuidado con ese chico, Lucía, que tú eres demasiado buena y él demasiado bicho malo», refiriéndose al trepador. Me ha soltado semejante perla mientras disfrutaba de mi segundo bocadillo favorito, el de tortilla de berenjena, y casi me atraganto. Al ver que yo no reaccionaba, Carla le ha preguntado el porqué de esa advertencia. Pero solo hemos recibido un terrorífico «Tú hazme caso» por respuesta. Me he quedado con la frase en bucle y ahí sigo, combinando la frasecita con preguntas que no dejan de aparecer una y otra vez. ¿Me lo dice porque cree que soy tonta? ¿Lo dice porque Jaime va hablando mal de mí por ahí? ¿Sabe algo que pasará y que es malo para mí? ¿Me van a echar? ¿Les caigo mal a todos?

—¡Tía Lucíaaa! —Noa ya está en casa y me grita desde su patio—. Ven a casa, que tienes que ver cómo han crecido los minitomates.

¡Ay, qué pereza, con lo bien que estoy aquí meciéndome en la hamaca! Pero estaba entrando en un bucle tremendo y lo mejor será atender a su petición e intentar salir de él.

—¡Voy! —Con semejante grito, todos los vecinos se han enterado.

Tomates y bichos vistos. Nos vamos a casa a cenar.

—Noa, ¿lo estás pasando bien en el campamento de verano? —le pregunto al fin.

—Sí. Pero algunos niños son un poco estúpidos.

—¿Por qué?

—Porque hoy, como ha llovido, hemos ido a la sala del club social para hacer actividades con juegos de mesa y cuando teníamos que formar equipos un chico me ha llamado «la como se llame» delante de todos y riéndose.

—¿Y los demás qué han hecho?

—Reírse con él.

—¿Los monitores también?

—Sí. —Se me van a salir los ojos.

—¿Y qué has hecho?

—Pues le he dicho que eso era muy feo y que me había hecho sentir mal. —Tengo ganas de chillar de alegría. Hasta se me cae una lágrima de la emoción.

—¡Ole tú! ¡Qué orgullosa estoy de ti, Noa!

—Pero... ¿sabes qué, tía? El monitor me ha dicho que no hacía falta que me pusiera así. Y no he entendido qué quería decir «así». Yo no estaba haciendo nada malo.

—Tú lo has hecho muy bien, Noa. Quienes no lo han hecho bien son los otros niños y el monitor. Pero tú lo has hecho genial. —Si me oyera Guille, seguro que me diría que no la anime a hacer esto por miedo a lo que le puedan decir, que la rechacen, bla, bla, bla—. La semana que viene cuéntaselo a Gael y ya verás qué bien. ¿Tú te sientes bien?

—No lo sé.

Nos quedamos las dos pensativas hasta que Noa coge el mando y pone nuestro programa favorito.

Cuando Noa se va a su casa, me siento en el sofá y empiezo a sentir ansiedad y ganas de llorar. No lo entiendo. Si estoy emocionada por lo valiente que ha sido Noa, ¿por qué siento esa olla a presión dentro de mí y esas ganas de llorar?

Quizá es porque, mientras Noa me lo explicaba, me ha venido un recuerdo de mi adolescencia. Sí, igual es eso lo que me ha dejado revuelta.

Tenía quince años, me acuerdo porque me pasé el verano entero cantando la canción de *Quince años tiene mi amor* del Dúo Dinámico (aprovecho para tararear el estribillo y rebajar la ansiedad). Nos apuntaron a Guille y a mí a clases de tenis, cosa que me gustaba porque dar raquetazos a las bolas me relaja. Yo era la que menos sabía, pero me divertía y disfrutaba idolatrando a mis amigas por lo bien que jugaban y fantaseaba con ser como ellas algún día.

Guille cogió la varicela justo antes de empezar el campamento y tuve que ir sola. Pero eso no fue un problema muy grave porque también iba mi prima Diana.

Nunca olvidaré el día en el que, al finalizar la clase, fuimos con mi prima y su amiga Sandra a la zona del club donde estaba la sala de ping pong. Nos asomamos por la puerta y allí estaban nuestros amigos.

Nos vieron y uno de ellos, el que mejor me caía, nos saludó en su tono guasón para llamar la atención de todos los allí presentes: «¡Holaaa, Diana! ¡Hooola, Sandra! ¡Hooolaaa..., mmm, ¿hola...?, hola..., ¡desconociiida!».

Tras aquel «desconociiida» se creó un silencio de esos incómodos que a mí se me hizo eterno. De golpe, todos empezaron a reír. Me di la vuelta para ver si había alguien detrás de mí a quien correspondiera el título de «desconociiida», pero no, la presunta desconocida parece que era yo. ¡Me sentí tan mal! Llevaba todo el mes yendo a ese club, ¡no podía ser una desconocida! Yo sabía el nombre de todos y sabía quiénes eran porque me había esforzado mucho para saber quién era quién e intentar caerles bien. Y el tipo en cuestión (ahí pisara descalzo dieciocho piezas de Lego) no es que no supiera mi nombre, es que directamente no sabía de mi existencia en su cabeza (posiblemente hueca). ¿Cómo podía ser? Una vez más tuve la sensación de ser invisible. La verdad es que me hubiera encantado tener ese superpoder, pero la realidad era otra.

Para mi prima y los demás fue algo muy gracioso. A mí no me hizo ni una pizca de gracia. Aun así, me reí con todos ellos, no fuera a ser que me preguntaran y les tuviera que contar cómo me sentía. No hubiera sabido qué decir. No sé si estaba disgustada, humillada, enfadada, frustrada o todo junto. ¡Yo qué sé! Solo sé que lo que sentí en ese momento no era bonito ni gracioso. Y todavía ahora me hiere cada vez que lo recuerdo. Sigo sintiendo esas carcajadas como si fueran puñales clavados en mi corazón. Me sigue doliendo esa sonrisa forzada que puse para ocultar mis sentimientos y la fragilidad tan inmensa que me sujetaba.

Ese «desconociiida» fue una anécdota graciosa para todos, pero para mí supuso algo que se quedó ahí, en mi cabeza, para siempre. Algo que reforzó esa sensación de no pertenencia que me hacía sentir la más grande de las soledades aun estando rodeada de gente. Ese «desconociiida» alimentó al monstruo llamado odio hacia mí misma y reafirmó la creencia de que estaba rota, así como la eterna culpa por ser como era y por todo lo malo que me ocurría.

Miro a Noa y regresan sentimientos encontrados. Por un lado, veo cómo la historia se repite a pesar de todo. Por otro lado, ella sí ha sido capaz de detectar la situación y ha tenido la valentía de expresar cómo se siente.

Fu se sienta a mi lado y me mira con cara de susto. No está acostumbrado a verme llorar. La verdad es que yo tampoco estoy acostumbrada a verme así, pero me siento muy aliviada cuando me permito llorar y lo logro.

Me duermo entre sollozos mientras escucho *Wind of Change* de Scorpions.

Esta noche me he despertado mil veces. Creo que he soñado con historias varias tipo la del club de tenis. Espero que hoy sea un día tranquilo en el trabajo, porque no estoy para muchas *jaimitadas*. Al salir de casa la Juani me confirma de nuevo que tengo mala cara, pero lo compensa con un pedazo de bizcocho casero. Me dice que lo hizo ayer por la noche porque sí, pero yo sé que el motivo es que sigue convencida de que eso de que cenemos sushi no puede ser bueno. Con esto cree que Noa, y de paso yo también, estaremos mínimamente bien alimentadas. Le agradezco el detalle y guardo el bizcocho en el bolso. La verdad es que le salen de escándalo. Mi idea era comérmelo esta tarde, pero de camino al trabajo lo engullo como si no hubiera un mañana mientras repaso lo que tengo que hacer hoy.

De momento parece que mis súplicas han sido escuchadas y está siendo un día más o menos tranquilo. Pero hoy es Carla la que necesita que bajemos a desayunar antes. Ella no sufre a diario a un trepador, ella sufre a una huevona. Lo que vendría a ser una subcategoría de la categoría *pfpfpf*, porque no pega un palo al agua, pero no está cerca de la jubilación ni se ha ganado el respeto de sus compañeros. ¿O igual sería una *pfpfpf* descafeinada con algunos rasgos de trepadora? Porque también intenta apropiarse del trabajo ajeno. Quizá podría catalogarla en la subcategoría carroñera. Sea lo que sea, está claro que es una combinación nefasta para la pobre Carla, que es una santa. Aunque por suerte ella sí sabe poner a la gente en su sitio de vez en cuando, decir que no, comunicarse con su jefe más o menos bien y todo lo necesario para la correcta supervivencia en la oficina, sin necesidad de echar mano de las bajas laborales continuas por somatizar tanta contención.

El bocadillo del día es de atún con olivas. O, mejor dicho, es un bocadillo de *tacañún* con media oliva. Encarna y Manuel están en su pueblo para solucionar un imprevisto urgente y se han quedado al cargo del bar su hijo y su nuera. Son unos agarrados con el tamaño y el relleno del bocadillo, pero, por consejo de nuestro Manuel, no les digo nada. Suficiente les cuesta convencerlos de que les hagan el favor como para recibir quejas y que no quieran sustituirlos la próxima vez. ¡Qué le vamos a hacer!

Carla se desahoga, hacemos una minisesión de *insultoterapia* y le propongo algunas soluciones para la situación en la que se encuentra con su compañera. Yo no soy buena enfrentándome a los demás y gestionando mis asuntos, pero lo de analizar las situaciones ajenas y proponer estrategias para la resolución del problema se me da de cine. Y no lo digo yo, lo dicen mis amigos y mi psicóloga.

De camino a la oficina vemos a Jaime, que ya ha vuelto de su viaje, desayunando con los jefes. Hala, doble peloteo mañanero que se ha marcado el chaval.

—Lucía, mira la cara de mi jefe —me alerta Carla—. Fijo que Jaime se les ha acoplado para desayunar.

La verdad es que no sabría decir qué transmite la cara de su jefe, quizá algo así como *apurasco*. Me cuadra perfectamente que se les haya acoplado y que al jefe de Carla no le haya hecho ni puñetera gracia. Aunque mis pensamientos intrusivos ya empiezan a decirme sin parar que seguro que están hablando mal de mí, de lo poco que valgo y lo tonta que soy.

—Carla llamando a Lucía. Carla llamando a Lucía. Cambio. Tía, ¿dónde te has ido? ¿Me estás escuchando?

—Perdona, sí, o sea, no, estaba pensando.

—¿En qué?

—En nada importante, tonterías.

«Nada importante», le digo. Claro... Solo estoy lidiando con un *futureo* sin sentido y unos pensamientos intrusivos que preferiría que no estuvieran, pero aquí están. Y tampoco se lo quiero contar porque ya conozco la respuesta. Además, ha pasado nuestra media hora de descanso y tenemos que volver cada una a nuestro puesto de trabajo.

Al entrar en la oficina me molestan una barbaridad los ruidos de los teléfonos, las voces, las luces...

—Carla, ¿hay mucho ruido o soy yo?

—Me temo que debes de estar desregulada —me tranquiliza—. Hay el mismo ruido de cada día. Ponte los cascos y pasa de lo que te digan.

Sabe que no lo haré por miedo al qué dirán, a que descubran mis hipersensibilidades y mis cosas. Rarezas para los demás.

Carla conoce mi diagnóstico y no solo eso, sino que le encanta que le cuente todo lo que voy descubriendo y aprendiendo. Yo creo que su profesión frustrada es ser psicóloga. Además, tiene un sobrino autista y conoce bastante el tema. En el trabajo es la única persona que sabe que soy autista y no tengo intención de que eso cambie. Por lo menos a corto plazo. No quiero ni pensar en las consecuencias tan nefastas que podría tener en mi carrera profesional. Pero a su vez soy consciente del esfuerzo que me suponen muchas cosas y cómo podría estar mejor con pequeños cambios. Pero la estigmatización sobre las personas autistas o con cualquier tipo de discapacidad todavía manda en el mundo laboral.

Hoy las horas en el trabajo se me hacen eternas y no logro hacer nada de lo que tenía previsto. Escucho todos los sonidos de la oficina; los siento como si entraran directos en mi cerebro, sin filtro, y se expandieran por todo mi cuerpo. Oigo cómo mastica el chicle un compañero que se encuentra a dos mesas a la derecha, o cómo María teclea la centralita de recepción para pasar una llamada. Incluso detecto que Joan, el informático, está escuchando música con sus auriculares y me llega ese sonido tan irritante pero casi imperceptible para los demás. Por no hablar de todas las voces que pasan de ser conversaciones simultáneas a convertirse en un murmullo parecido al zumbido de miles de abejas juntas.

Siento que me va a estallar la cabeza cada vez que suena un teléfono o se oye una carcajada. He leído unas quince veces el mismo texto y no sé lo que dice. En realidad, lo que intento es distraerme con la lectura para apagar todos los ruidos que me están dejando sin respiración. Apoyo mis manos en la frente a modo de visera para evitar esa luz que me atraviesa los ojos como un láser mientras me tapo los oídos con los pulgares disimuladamente. Logro calmarme lo justo para ir al baño, lavarme la cara, encerrarme en el WC y realizar algunas respiraciones. Desde luego es asqueroso tener que meterme allí. En estas situaciones también se me agudiza el olfato todavía más de lo habitual. Sin embargo, no me queda otra opción.

Vuelvo a mi puesto y tardo unos veinte minutos en redactar un correo de dos frases. Pero lo hago, claro. Total, mi jornada laboral termina a las 15.00 horas y tengo que permanecer aquí sí o sí, regulada o desregulada. Así paso las dos horas que me quedan, haciendo esfuerzos estratosféricos para lograr acabar tres cosas a medias que mañana revisaré porque casi seguro contendrán varios errores.

Llego a casa, por fin. Le pido a Alexa que ponga la lista «Calma» y suena *May It Be* de Enya. Me tumbo en la hamaca con un bote de helado que pide a gritos que me lo zampe ahora mismo. Me quedo un par de horas allí sin hacer literalmente nada, ni siquiera dormir.

Yo: Pedazo colapso silencioso he tenido hoy en el trabajo.

Sofía: Ay, no, ¿por culpa del de siempre? (emoji bostezando)

Yo: Hoy creo que no le podemos atribuir todos los méritos a Jaime. Creo que ha sido más bien un cúmulo de cosas entre lo de Noa ayer, algunos imprevistos hoy en el trabajo y lo que sea que no recuerde ahora.

Voy a fisgar un poco por la ChurriApp, a ver si eso me distrae. @Isabela, ¿tú no tenías una cita hoy? (emoji ojos cotillas)

Sofía: Pero... ¿¿¿todavía no la has mirado desde que comimos??? Lucía, ya te vale, no estás haciendo los deberes.

Isabela: Sí, hoy tenía una cita y espero que tengas más suerte que yo cuando tengas una.

Yo: ¿Por qué? ¿No ha aparecido? (emoji ojiplático)

Isabela: Por desgracia, sí que ha aparecido. El muy imbécil era de los que se quita unos veinte años en la edad de la app y en las fotos.

Sofía: Oh, oh... ¿Y qué has hecho? (emoji miedo) Imagino que has comido y te has ido enseguida con alguna excusa. (emoji glups)

Isabela: ¿Estás de coña? Ni me he sentado. Le he dicho que había quedado con su hijo y me he ido. Y para que se joda un poco más, le he hablado de usted. (emoji porra)

Yo: ¿Y en serio queréis que me meta en eso?

Isabela: Sí.

Sofía: Sí.

Parece que hoy, al abrir la *ChurriApp*, paso del retortijón a la curiosidad. Menos mal, porque me daría mucha pereza levantarme de la hamaca ahora mismo. Empiezo a deslizar fotos y ¡ojo, que esto puede ser interesante como estudio antropológico!

El primero que sale tiene como nombre de usuario un signo del zodíaco y varias fotos exhibiendo su colección de gafas de sol y sus musculitos. *Next*. ¡Qué susto! ¿Quién le habrá dicho a este pobre desgraciado que le favorece un primer plano de pantalla entera? *Next*. Selfie en la moto, selfie en el coche y selfie besando al perro. *Next*. Foto sacando la lengua, foto escalando. *Next*. Foto en tirantes, foto disfrazado de intelectual en los probadores de unos grandes almacenes. *Next*. Foto con sus hijos o sobrinos. Lo denuncio por exponer a menores. *Next*. Foto en la que aparece un edificio de Barcelona que hace unos diez años que ya no existe. Suerte de esa mirada al detalle que tengo. *Next*. Ay, qué gracioso, por decir algo, uno que sale haciendo el OK con la mano en todos los selfies. *Next*. Otro miope sacándose un selfie. No tengo nada contra los miopes, pero sí me echa para atrás que quieran salir con esa cara de tontos por no querer verse en la foto con las gafas puestas. *Next*. Foto poniendo morritos en el gimnasio. *Next*. Foto con una tabla de *paddle surf* cogiendo el remo del revés. Cierro la aplicación y me dispongo a leer un rato.

Yo: Presis, esto no está hecho para mí. No he visto ni uno que me llamara mínimamente la atención. @Isabela, cuando nos veamos, ya me cuentas dónde está el truco, porque de momento solo veo el trato que hicimos nosotras.

Envío el mensaje al grupo y abro el libro que tengo a medias.

Normalmente nos cuesta la vida cuadrar las agendas para vernos con Isabela y Sofía. Pero en días como hoy, en que una de las tres escribe en el chat que necesita quedar, no lo pensamos y acudimos de inmediato. Lo primero es lo primero. Y si una presidenta necesita quedar en persona, pues se queda. Hoy ha sido Isabela la que necesitaba un rato de desahogo por la situación que tiene con Oliver, su hijo. Ambos son de carácter fuerte y cuando chocan tiembla el edificio entero. El padre de la criatura es alemán y vive en Berlín. Prácticamente desde que nació ve a Oli solo en los periodos vacacionales o cuando tiene que viajar por trabajo a Barcelona. Isabela siempre ha llevado bastante bien esta situación, pero la etapa de la adolescencia se les está haciendo cuesta arriba y muy larga, a ambos.

Ya que estábamos juntas, hemos aprovechado para hablar de la amiga misteriosa de Sofía. Ha sacado ella el tema y hemos interpretado que se abría la veda para preguntar. La hemos acribillado, pero es tan buena que ha aguantado estoicamente el interrogatorio. La chica, su chica, ya tiene nombre: se llama Martina y es oftalmóloga.

—Mira qué bien. Quién mejor que Martina para abrirte los ojos.

Me ha salido así sin pensar y me han mirado las dos con cara de «se te va». A mí me ha hecho gracia. Así que me río sola y tan feliz.

Sofía estuvo unos días muy angustiada, con demasiados sentimientos mezclados y contrarios. Tras contárselo a Irene, la psicóloga de las tres, se calmó un poco y puso en marcha algunas estrategias que esta le propuso. Volvieron a quedar para tomar algo a media tarde, de día y sin alcohol. Sofía le contó su situación y cómo se había sentido tras lo sucedido. La chica debe de ser fantástica, porque le cascó del tirón que es autista y que tiene dos hijos, un exmarido de reciente creación, una familia ultraconservadora y un estado de confusión tremebundo porque jamás se había planteado que le pudiera gustar una mujer. *To pa* fuera, como diría mi Juani.

Martina no solo aguantó con mucha serenidad todo lo que le contó, sino que le propuso conocerse poco a poco. Podían ser amigas e ir viendo. ¡Meeec! ¿Ir viendo? Eso es casi igual de espantoso que un espeluznante «lo que fluya». Pero acto seguido ella le dijo que se refería a «si se quedaban solo en amigas o podrían ser pareja». Bien. Con dos opciones claras la cosa cambia bastante. Además, si se ponen las cartas sobre la mesa de lo que siente y quiere cada una, todo mejora. El problema es cuando una de las dos no sabe lo que quiere, como es el caso de Sofía ahora mismo. Parece que Martina acepta la situación. Yo no podría. De hecho, intenté ponerme en el lugar de ambas y me entró ansiedad al pensar en las dos situaciones.

Por un lado, estar en el lugar de Sofía me daría ansiedad porque creo que nunca he sabido qué quiero y cómo lo quiero. ¿O igual es que hasta ahora lo que creía que quería en realidad no era lo que realmente quería? Pero también me provoca ansiedad ponerme en el lugar de Martina, porque cuando quiero algo lo quiero ya y quiero saberlo todo y darlo todo con intensidad. Pero como no es mi historia ni mi vida, estaré atenta para acompañar y apoyar a Sofía en lo que ella decida y necesite.

Durante la comida, Isabela nos ha dado algunos trucos sobre cómo usar la *ChurriApp*. El problema es que el perfil de Isabela y el mío no se parecen en nada Ella no tiene ningún inconveniente en quedar, tomar algo y aventurarse a «lo que surja», otra expresión diabólica. La verdad es que me da envidia ese desapego, aunque me cuesta creer que realmente sea así.

Hoy las he sorprendido. Por fin les he hablado sobre ese tema que siempre evito: las relaciones de pareja. Bueno, les he hablado lo justo, pero ya es un primer paso. Les he contado, muy por encima y sin profundizar mucho en lo que yo sentía, que solo tengo recuerdos negativos al respecto. Nunca he sentido ese «amor verdadero» de las películas que veía en bucle de niña (y no tan niña) hasta memorizarlas y llevarlas a la realidad en mi cabeza. En muchas de esas relaciones iba tan perdida que ni siquiera me daba cuenta de que me habían dejado, o de que nunca había existido una relación de pareja como tal. Llegó un punto en el que me hicieron ver, a base de muchas hostias y muy dolorosas, que ese amor idealizado no existe, que la vida real es otra cosa. Me intentaron vender la moto de que la realidad era mucho mejor cuando encuentras a la persona idónea, bla, bla, bla. Intenté creérmelo por mi propio bien y por rebajar mis expectativas hollywoodienses. Pero por alguna razón extraña se me metió en la cabeza que yo no era merecedora de encontrar a ese alguien. Supongo que es uno de los tantos autocastigos que me he impuesto yo misma. Y me resigné a no intentarlo siquiera. Me agotaba todo ese proceso de flirteo con tantos mensajes entre líneas, tantos protocolos llenos de dobles sentidos e ironías, conversaciones sobre nada y sobre todo... Me quedó claro que eso no era para mí. Por lo menos en el formato que he conocido hasta la fecha.

No sé qué melones se abren en mi cabeza al analizar desde la distancia todo mi historial de parejas, líos y sucedáneos, pero los últimos años he pasado de evitar cualquier tipo de relación a tener pavor solo de pensarlo. Me he quedado embobada cavilando sobre si los melones serían verdes o amarillos mientras miro a Misi, que duerme plácidamente.

Dejo los melones y sigo con mis pensamientos poscomida con mis presidentas. No sé a qué le tengo más miedo, si a pasar de nuevo por esa ansiedad inicial por el «no saber» cuando empiezas a conocer a alguien, o a revivir el dolor tan fuerte que he sentido en algunos momentos. La cuestión es que cuando alguien saca el tema me cambia hasta la cara.

Para finalizar la comida tan productiva, hemos fisgoneado juntas la *ChurriApp*, comentando cada perfil como si estuviéramos decidiendo el futuro de la humanidad, y les hemos dado *like* a algunos. Veremos cómo van las cosas a partir de aquí.

Me pongo las zapatillas y me voy a casa de Guille a cenar. Estoy impaciente por saber qué novedades me contará Noa del campamento.

—Hola, hermanita. Noa está en su habitación y no creo que salga ni para cenar. No veas el pollo que me ha montado esta tarde al llegar a casa porque no quedaban sus galletas favoritas de los viernes.

—Bueno, a mí también me cabrea que no quede chocolate cuando voy a buscar mi onza diaria después de cenar. ¿Puede ser que haya pasado algo más? —Yo lo tengo claro, pero, si soy demasiado directa, Guille se lo toma mal y se pone a la defensiva.

—Pues no, no ha pasado nada. Bueno, he llegado un poco tarde a buscarla al campamento. Pero ya le he dicho que me he encontrado un accidente de tráfico y no he podido llegar antes. No sé qué le pasa, lleva unos días que se enfada por todo.

Vamos, que ha tenido que estar más rato del que esperaba en un sitio en el que, mucho me temo, no quiere estar, tras una semana aguantando el tipo. Y cuando llega a su casa, su espacio seguro, no está el alimento seguro de su planificación. No sé cómo habrá sido «el pollo», pero estoy segura de que me va a parecer poco con lo que hubiera podido ser.

Voy a hablar con Noa mientras Guille prepara la cena. No es por nada, pero mi hermano es un partidazo para una zampabollos como yo.

Como me veía venir, está sobrepasada por la situación en el campamento. Ahora resulta que los chavales hacen «la gracia» de decirle a todo el mundo que ella «se llama Noa» a modo de burla para que «no se ofenda si alguien no sabe su nombre». Y lo peor es que los monitores les siguen el rollo para, según ellos, quitarle hierro al asunto. Mejor no les digo yo en qué asunto les metería el hierro a ellos.

Creo que no ha ido mal la charla que he tenido con ella.

—Noa, si te apetece venir más tarde, estaré con papi en el patio. Además, quiero que me enseñes cómo han crecido los tomates y si hay bichitos nuevos de esos que me dan tanto asco. —Se ríe cuando le pongo cara de *ascoloca*.

Vendrá seguro porque no hay nada más irresistible y regulador para ella que hablar de sus superintereses. Y el huertecito y los bichos ahora mismo están en lo más alto del podio de intereses profundos de Noa.

Mientras la esperamos, le saco el tema a Guille. Y con todos sus huevazos me suelta la peor frase que se le ha podido ocurrir: «Supongo que son cosas de niños».

Se hace un silencio incómodo. Mi mirada no necesita subtítulos para que él sepa lo que estoy pensando.

—Vale, lo sé, menuda frase de mierda he dicho. Pero es que no sé qué hacer —reconoce.

—¿Apoyarla?

—¿¿¿Cómo??? No la puedo proteger continuamente de todo lo que le pueda ocurrir en la vida.

—Tampoco la puedes lanzar al vacío sin paracaídas. Además, apoyarla no significa protegerla. Apoyarla es darle herramientas, validar sus sentimientos y su manera de ser... No sé, digo yo.

Por suerte el lunes empiezan bastantes niños nuevos en el campamento y algunos de los «graciosillos» han terminado hoy. Esperaré a ver qué pasa el lunes antes de intervenir por mi propia cuenta.

Me pregunto si Jaime, de niño, sería como los que se meten con Noa. Y me doy cuenta de que ando encabronada con lo que le ha pasado a mi sobrina. Estoy dispuesta a hacer lo que sea para salir en su defensa y darle recursos para protegerse de semejantes energúmenos. Pero reconozco que soy incapaz de defenderme ni protegerme yo misma en el trabajo. Quizá debería aplicarme a mí lo que le intento inculcar a Noa. A veces pienso que a estas alturas de la vida qué más da ya lo que haga. Por suerte la mayoría de las veces llego a la conclusión de que nunca es tarde para hacer cambios, aunque no encuentro el momento, la manera ni la energía para hacerlos.

Finalmente aparece Noa y disfrutamos los tres de una cena la mar de agradable.

—Luci, la Noa ha subido un rato a mi casa con el Rufi mientras te espera. Pero me ha dicho que la avises enseguida cuando llegues del trabajo.

—Gracias, Juani, ahora le mando un mensaje.

—Quita, ya la aviso yo. ¡Noaaa, ya está aquí la tita!

No quiero ni imaginar lo que estarán pensando los vecinos con semejante mensaje a todo volumen por el hueco de la escalera.

Subo a mi casa mientras oigo como Noa baja las escaleras corriendo, tal y como le decimos siempre que no lo haga. A ver qué querrá contarme con tantas prisas.

—¡¡¡Tíííaaa Lucía!!! —Los gatos salen por patas al verla entrar en casa con tanta euforia—. ¿¿¿Tú sabías que soy neurodivergenteee??? —Como aletee un poco más, arranca el vuelo.

—Sí, claro. Yo también lo soy.

—Y papi es... *alisto*. —Se parte de la risa.

—Bueno, papá es listo, pero, si te refieres a que no es autista, se dice alista. —Me pongo en modo repelente.

—Pero Pep, el del campamento, dice que aunque papi sea *alisto* —y dale— puede ser neurodivergente igualmente, porque los neurodivergentes son los que tienen un cerebro que funciona diferente a los neurotípicos, pero la humanidad es neurodiversa porque todos los cerebros del mundo son diferentes, pero no es lo mismo neurodivergencia que neurodiversidad y...

—¡Para! Frena un momento, que estás acelerada y yo voy lenta a estas alturas del día. Vamos por partes. ¿Quién es Pep?

No conozco a Pep en persona, pero me parece una persona maravillosa e imprescindible en el campamento de verano de Noa. Esta semana han empezado niños nuevos y uno de ellos es él. Tiene diagnóstico de altas capacidades desde una edad muy temprana. Ahora le están realizando un diagnóstico diferencial porque presenta rasgos autistas y no sé qué otras cosas me ha dicho. Por lo que parece, Noa y él han congeniado de maravilla y han hablado de todo esto. Si ya digo yo que tenemos un *autirradar* entre nosotros. Por lo que me ha contado, se han juntado casi sin apenas haber hablado.

Y lo mejor es que han formado un grupito muy majo junto con Pep, su hermano y algunos niños más, así que genial. Ya me quedo más tranquila.

Aparece Guille para llevarse a Noa a casa a cenar y aprovecho para comentarle la jugada con el nuevo amigo.

—Lucía, pero... ¿no crees que es un poco temerario que Noa lo vaya explicando con tanta facilidad?

—Guille, lo que me parece temerario es que hables de esto como si fuera algo malo que se tiene que esconder. Eso sí que es una cagada. Pero es mi opinión, sin acritud, ¿eh? —Ahí lo dejo y me quedo más ancha que larga.

Silencio de Guille.

—¡Anda, tira, que Noa quiere que la ayudes con algo que tiene que preparar para mañana! Te quiero, hermanito.

Y le mando para casa sabiendo que le dará vueltas a lo que le he dicho.

Me tumbo en el sofá y abro la *ChurriApp* para ver si la ola de calor que estamos pasando estos días me anima y hablo con alguien.

¡Madre mía, menudo mamarracho me ha escrito! Mando una captura de pantalla a «Miss presidentas» y le digo a Isabela que es una cabrona, que seguro que el último día que nos vimos, cuando estaba despistada, le dio *like* para descojonarse con mi reacción al verlo.

En lugar de ignorar esa conversación no deseada que me ha aparecido, me sale la vena de investigadora antropológica y decido responder a su «ke tal guapa». Esa «k» me mata, pero concluyo que no debo corregirlo si quiero seguir con mi investigación. Al rato, tras varias «k», cero tildes y algunas «h» olvidadas o directamente desconocidas, decido ver cómo reacciona si le digo que soy autista.

Él: Ahhh, ¿y kon eso se pueden tener relaciones sesuales?
Yo: Sí, pero contigo me temo que no.

Fin de la conversación y de la investigación.

Uy, ahora veo que tengo un *match* con uno que parece bastante... ¿normal?

No se llama DoctorAmor o Romantiko69 y en las primeras frases ha usado tildes y se ha abstenido de usar la «k». Cuando me doy cuenta llevamos como dos horas charlando y hemos quedado para tomar algo mañana al salir del trabajo. Me duele la tripa. Me vienen a la cabeza demasiadas citas espantosas, mías o de otras personas, que preferiría no recordar ahora mismo. Pero tengo que ir a ese encuentro porque las chicas tienen razón y no me puedo quedar encerrada en casa sin intentarlo siquiera.

Hemos quedado en un sitio en lo que yo llamaría una zona neutra. Paso de que sepa dónde trabajo o dónde vivo. Tengo a Sofía y a Isabela pegadas al teléfono para que les vaya informando. Me siento en la terraza de la cita y escaneo a todo el que pasa por allí.

Yo: Chicas, ha llegado uno con una moto, creo que es él.

Entre la ola de calor que estamos viviendo estos días y lo nerviosa que estoy, creo que me voy a evaporar.

Yo: Ay, pues no debe de ser él, porque en las fotos era un canoso sexy de los que me gustan a mí, y este tiene el pelo como de color castaño y no mide 1,75 ni de coña.

Se acerca... Pues sí, es él. ¡No me fastidies! ¿Se ha teñido y ha encogido? ¿Qué destrozo se ha hecho en el pelo? Lleva media cabeza mal teñida y con la marca del casco de la moto. Esto no me puede pasar a mí. Nos presentamos y mis ojos están totalmente focalizados en ese pelo tan... extraño. Vale, no puedo juzgarlo solo por eso, un fallo lo podemos tener todos. Pedimos algo, una agua fresquita para mí. No quiero beber alcohol, no sea que con el calor se me suba demasiado y termine en sus brazos en peor estado que su pelo. Él sigue supermotivado, como lo estábamos los dos ayer por la noche mientras charlábamos, pero a mí se me ha ido la motivación igual que a él las canas. ¡Es que no tiene nada que ver con las fotos ni con lo que me había imaginado en las conversaciones! Y, para colmo, lleva todo el rato hablando del drama con su ex y de lo malísima que es. Me siento como si me hubiera comprado un Rolex y me llegara un Trolex. Al fin y al cabo, en las *ChurriApps* nos vendemos en un escaparate de churris, *mazaos*, chatis y demás, ¿no? Pues la culpa no es mía, sino del que vende una cosa y te manda otra. ¡Qué mal llevo que no se cumplan las expectativas! Y de verdad que no llega ni a la «e» de «expectativa».

Cuando la cosa parece que no puede ir peor, deja de correr el aire que nos mantenía con vida en la terraza y veo que le cae un chorretón de tinte desde la frente hacia la patilla. ¡No..., por favor!... ¿Se lo digo? Si se lo digo, seguro que también le diré que el tinte le ha quedado como el culo. Me conozco y siempre la lío con mi sinceridad aplastante. Pero si no se lo digo seré una cabronaza. Vale, le digo que me tengo que ir y al despedirnos le murmuro un «Creo que tienes algo aquí» y le señalo la patilla. No sé qué he hecho mal, pero el tipo ha interpretado que le pedía un beso en la mejilla y se ha encontrado con una cobra a lo *Matrix*.

Creo que le ha molestado; la cobra y que no fuéramos a cenar como seguro que tenía planeado. Por suerte he sabido irme a tiempo en lugar de aceptar por compromiso. ¡Punto a favor para mi autoestima!

De camino a casa me da un ataque de risa mientras les cuento la *cacacita* a mis presidentas. Al llegar me viene el bajón. Sigo pensando que el desgaste que me suponen este tipo de interacciones no me compensa.

Me apalanco en el sofá y al instante llegan Misi y Fu, mis amorcitos.

Agosto

Primer día de vacaciones. Para celebrarlo, Isabela nos ha convencido para ir a un evento solidario en una discoteca que está a tomar por saco de lejos, cosa que me tiene inquieta porque no podré hacer una bomba de humo cuando quiera huir.

Pero el motivo real por el que vamos allí no es el evento, sino que a Isabela se le ha metido en la cabeza presentarnos a un compañero de trabajo «muy majo» y a sus amigos, porque dice que uno de sus amigos es «perfecto para mí». Juro que estoy intentando confiar en que sea así, pero me cuesta creerlo. Más que nada porque Isabela no conoce al susodicho «perfecto para mí», y su compañero «muy majo» no me conoce a mí. Y, por supuesto, ninguno de los dos conoce mis antecedentes sentimentales. Así que, sin ser matemática, me atrevería a decir que las estadísticas juegan en mi contra.

No pongo un pie en una discoteca desde antes de la pandemia, de modo que esto va a ser, cuando menos, complicado de gestionar a nivel sensorial. Por suerte el evento es a las 20.30 horas. Así podré medio engañar a mi cerebro para que no detecte ese espacio como un local abarrotado a las tres de la madrugada, lleno de gente que se te acerca y te habla sin conocerte, con focos disparando luz que te deja medio *pa'llá* y esa mezcla de olores... ¡Qué asco, esos olores de sudor, de alcohol, de ambiente cargado de aliento y otros gases! Por no hablar de los paposos bailongos que aprovechan cualquier ocasión para arrimar cebolleta. Y los baños... ¡Ay, los baños, qué lugares! Con lo que me cuesta hacer pis fuera de casa. En esos sitios no solo hay que ir sorteando todo tipo de obstáculos que rodean el WC, sino también hacer cola y, para colmo, soportar interacciones sociales a tutiplén. Aunque debo reconocer que en los baños de las discotecas he vivido momentos de sororidad muy divertidos.

¡SOS! Parece que ya están por aquí el «muy majo», el «perfecto para mí» y el resto de la chupipandi. Nos los presentan y mi cara es un poema de Baudelaire. Isabela y Sofía me sugieren ir a la barra a buscar una copa e Isabela intenta suavizar el marrón en el que me ha metido.

—Vale, Lucía, esa camisa por dentro del pantalón sobaquero no ayuda. Pero si le sacamos la camisa por fuera quizá mejora, ¿no? El tipo no es feo.

Sofía está descojonada. Cómo se nota que a ella no la quieren embaucar.

Volvemos a la pista de baile. Intento ser amable, pero no me sale, se me atraganta el modo *quedabién*. Además, me resulta muy violento ser el centro de atención, sobre todo cuando tengo a un tío que intenta por todos los medios forzar un flechazo con la «perfecta para él» que le han dicho que soy. Me atrae entre cero y menos mil.

Suena *Feel This Moment* de Pitbull y Christina Aguilera. Nos venimos arriba las tres bailando y cantando. Ellos se unen a nosotras y... ¡No puede ser! En serio, no... NO. En el minuto 1.11 el tipo se arranca con lo que podríamos considerar el baile del cortejo. Se pone en medio del grupo y, con ínfulas de Billy Elliot, intenta bailar *breakdance*. Sofía está llorando de la risa sin ningún disimulo. A Isabela se le van a salir los ojos con las miradas que le está lanzando al «muy majo» y coorganizador del encuentro. Si hay algo que Isabela lleva mal es el sentido del ridículo. Lo lleva incluso peor que yo.

Cuando la situación parece que no puede ser más patética, el tío se tira al suelo y empieza a dar vueltas cual ventilador. Y, ahora sí, para vuelta, la que me doy yo para largarme de allí sin mediar palabra ni mostrar ningún tipo de emoción. Isabela arrastra a Sofía, a la que solo le faltan las palomitas de maíz mientras disfruta de la divina tragedia, y me acompañan. Salimos a una terraza. Me quedo callada unos minutos mientras proceso lo que ha pasado. Oigo a Sofía y su clásico «Creo que se me ha escapado un poquitito de pis», cosas de la edad y dos partos sin trabajar el suelo pélvico, supongo. Las miro y estallamos a reír las tres.

¿¿¿Qué co** ha pasado ahí dentro??? Queremos huir de allí cuanto antes, pero nos queda todavía algo de consideración. En mitad del espectáculo esperpéntico está el compañero de trabajo «muy majo» de Isabela y deberíamos despedirnos por lo menos de él. Aunque a Isabela esas formalidades se la traen al pairo, así que decidimos por unanimidad que un mensaje de despedida será suficiente. Subimos al primer taxi que pasa y nos marchamos como si se tratara de una persecución en una peli de acción de sobremesa.

—Luci, nena, acuérdate de que esta tarde me voy *pa'l* pueblo todo el mes y se queda en mi casa la Susi, mi sobrina, para hacer las faenas de la finca y cuidarte los michis los días que te vas fuera.

—Pásalo genial, Juani, y tráeme cositas ricas del pueblo, ¡eh!

Solo de pensar en esos embutidos y dulces que siempre me trae, empiezo a salivar.

Mientras, en mi casa tiene lugar el misterio del equipaje que no se prepara solo. ¡Qué pereza más grande me da hacer la maleta! Nunca sé qué meter. Y al final, con las prisas, la acabo llenando de *porsiacasos* que no voy a tocar en todos los días que esté fuera. Lleva toda la mañana encima de la cama y lo único que hay dentro son Misi y Fu, sentados en modo reivindicativo al verse venir mi marcha. Voy a intentar concentrarme para no repetir alguna de mis absurdeces, como meter el quitaesmaltes sin llevar las uñas pintadas, dos zapatillas del mismo pie pero de diferentes modelos u olvidarme la ropa interior.

Total, para irme una semana a la casita que tiene mamá en la montaña tampoco es que necesite llevar muchas cosas. Y más teniendo en cuenta que mis planes son dormir, comer, andar por la montaña, bañarme en algún riachuelo y socializar lo mínimo posible. Isabela me propuso ir con ella y con Oli a la casa que tienen en la playa, pero estos dos son como un club social con patas y ahora mismo es lo último que me apetece. Necesito esa paz que me da la montaña.

Se me hace un poco raro ir sin mamá a la casita del pueblo. Este año mi señora madre ha decidido hacer el viaje de su vida y visitar a los amigos y parientes que tiene repartidos por medio mundo. Y aunque me preocupa que viaje sola tan lejos, de un lado para otro, creo que es la persona de este mundo y del universo entero que más se merece ser feliz y disfrutar. Suficientes palos le ha dado la vida. Empezando por la huida, a los pocos meses de nacer Guille y yo, del ser inútil y pusilánime que iba a ser nuestro padre. Creo que ese individuo se llamaba Carlos, pero yo le llamo el donante anónimo. Por no saber no sé ni qué cara tiene. Muy dura, supongo, porque las personas de nuestro entorno siempre dicen que es un caradura y que se le debería caer la cara de la vergüenza. Así que siempre me he imaginado al donante con una cara de cemento.

¡Nooo! Fu me ha vaciado la maleta. Con lo que me ha costado empezar a poner ropa dentro.

—¡Susi, me voy ya! —informo a la sobrina de la Juani—. Dejo la maleta un momento en la portería y voy a buscar el coche.

De camino al parking casi me atropella un patinete. ¡Los odio! No respetan ni un semáforo, ni a la gente ni a nada. Me sacan de quicio. Llego al coche viva pero cabreada.

Me gusta conducir, aunque si es sola, mejor. Así puedo cantar sin que nadie me escuche. Una tiene una dignidad que quiere conservar y una afinación algo complicada de soportar durante cualquier trayecto, por corto que sea. Además, me encanta inventarme las letras de las canciones y añadirles comentarios cantados.

Me pongo en marcha rumbo a la casita y... ¡La maleta! Con todo el cabreo por el tonto del culo del patinete, se me ha ido la pinza y se me ha olvidado completamente que he dejado la maleta en la portería. Respiro hondo, pongo la lista de reproducción «Calma» y doy media vuelta para recoger mi equipaje olvidado. Vale, la cosa ya está más calmada en mi cabeza y la maleta en el maletero. Ahora sí, ¡me voy de vacaciones! Con la lista de reproducción «Agosto», me dirijo a mi anhelada montaña.

Para salir de Barcelona solo tengo que sortear unas cuantas motos eléctricas de alquiler que suelen pasarse por el forro las normas de circulación, un par de bicis con complejo de moto y con poco apego a la vida y un autobús urbano jugando a «yo lo tengo más grande, ya te apartarás». En fin, «*che confusione, sarà perché ti amo,* la, lala, lala, la, la». Karaoke modo *on*.

Uno de los grandes placeres en la casita es echarme en una de las tumbonas del jardín y mirar las estrellas. Lástima que el condicionante para que no dure toda la noche es el hecho de que me asusto hasta con mi propia respiración entre tanto silencio. Hoy me he metido dentro de un salto al oír un estornudo del señor Benito, cuando volvía de atender el parto de la burra de su hermana Matilde. De una burra, un animal, no que su hermana sea burra y se haya puesto de parto. A sus sesenta y pico sería todo un acontecimiento, la verdad.

El pueblo está donde Cristo perdió la zapatilla y creo que es en el único sitio en el que, con mis cuarenta y cuatro años, bajo considerablemente la media de edad.

He pasado la semana a ralentí: felizmente lenta y poco activa. Eso sí, para sorpresa de todos, yo la primera, me he apuntado casi cada tarde a las partidas de cartas en casa de Matilde. Ahora mismo soy toda una experta en perder al cinquillo, a la escoba y al mus. Hay que ver cómo se las gastan los locales y el dominio que tienen de las cartas. Me encanta pasear por aquí, comer productos cultivados y elaborados en el pueblo, relacionarme con personas que me enseñan que se puede vivir sin ir por el mundo hiperventilando, dormir como una tronca sin sudar y muchas cosas más. Peeero tengo que confesar que pasados unos días echo de menos mi casa, mi guarida y espacio seguro. Igual soy masoca, porque en Barcelona hace un calor insoportable, pero mi casa supongo que también es parte de esa rutina que se rompe en verano con las vacaciones.

Mamá siempre comenta que ya de niña tenía una relación muy rara con las vacaciones. Por un lado, las deseaba, pero cuando llegaban estaba entre ida e irascible. Regresar a la rutina era algo que aparentemente anhelaba, pero a la vez lo odiaba porque no quería ir al colegio. Entonces me daba un bajón que me duraba hasta, por lo menos, finales de octubre, para la castañada.

Ahora creo que tengo más controlado ese tema. Por lo menos sé que los cambios de rutina me sientan entre regulinchi y fatal. Y aunque no pueda hacer nada para evitarlo, sé que es lo que hay y al menos puedo intentar hacer cosas para llevarlo mejor.

Este año, por ejemplo, he decidido probar hacer periodos de vacaciones más cortos y más repartidos durante el año. De momento me está funcionando, pero creo que no es exactamente lo que yo deseaba. En estos periodos lo que hago es absolutamente nada y recuperar fuerzas para poder seguir el ritmo en la oficina, en lugar de disfrutar de unos días de vacaciones.

De camino a Barcelona me encuentro con una multitud de *carrilcentristas* volviendo a sus hogares. Me pueden, me superan, me enervan. Tarareo la canción de *Los coches chocones* de Los Desgraciaus. Noa siempre la pone cuando me enfado mientras conduzco porque sabe que es infalible y me termino riendo con el *piribiri, biribiri, biribí*.

Llego a casa y Misi y Fu me miran con cara de desprecio, reprobando mi ausencia. Me tumbo en el sofá mientras me como una de esas porquerías que tengo en la despensa y que, por suerte, es imposible conseguir en la casita. Me pongo a fisgonear un poco por la *ChurriApp* con la esperanza de encontrar a alguien que esté en Barcelona en pleno mes de agosto. Deslizo las fotos con desdén hasta que pasa ante mí un rostro familiar. ¡Puaj! Es el ex de Sofía. Pero ¿este no tenía novia? Hago captura de pantalla.

Yo: Presis, atentas, que os mando una imagen que solo podréis ver una vez.

Me da miedo mandar estas cosas, lo reconozco, pero al mismo tiempo no puedo evitarlo.

Yo: *Foto de única visualización.*
Isabela: Hostias, ¿este no es el portento de Borja?

Yo: ¿Verdad que sí?

Sofía: (emoji asco) Sí, Lucía, es mi ex. ¿Ha puesto más fotos?

Yo: *Foto de única visualización.*

Yo: *Foto de única visualización.*

Yo: *Foto de única visualización.*

Yo: *Foto de única visualización.*

Sofía: ¡Qué cutre! La foto en la playa la saqué yo en nuestro viaje de novios. Y la de NY es un selfie conmigo, pero ha tenido el detalle de recortarme. (emoji risa) (emoji payaso)

Yo: ¿No tenía novia? (emoji flipado)

Isabela: No creo que ese detalle sea un impedimento para que él esté en la app y tenga citas.

Sofía: Chicas, os dejo, que tengo a los niños pasados de vueltas y mis padres aquí al lado calentándome la cabeza todo el día y obligándome a asistir a todos sus compromisos sociales para ver si "me encuentran un novio de bien con el que podamos aparentar estupendamente". Yo no sé si sobreviviré una semana más así.

Isabela: Yo tengo a Oli por aquí conmigo todo el día, porque parece que ha discutido con casi todos sus amigos de la playa, pero es que joder… No se baja del burro…

Yo: ¿Tenéis un burro?

Sofía: (emoji carcajada × 5)

Yo: Ay, perdón.

Isabela: Estoy hasta el ñoco de la rigidez, la inflexibilidad y todo lo que se menea.

Yo: Ya, Isabela, pero es que…

Isabela: Lo sééé, Luci, lo sé. Ya sé que no es culpa suya, que él es así y yo también y…

Yo: ¡Eh! No te pongas a la defensiva. Te iba a decir que creo que deberías hablar con él y explicarle cómo son las cosas. Tía, es que tiene que ser consciente de cómo es él y por qué ocurren algunas cosas, y debería tener algún amigo que lo

sepa también, para echarle una mano en algunos momentos.
Y ya sé que no me has pedido la opinión, pero te la doy
porque ya sabes que, si no digo lo que pienso, reviento.
Bueno, y porque os quiero.
Sofía: Yo también os quiero muchooo. (emoji escupiendo
corazones) (emoji abracito cursi)
Isabela: Sí, hablaré con Irene para ver cómo lo hago. Pero sí,
tienes razón, tengo que hablar de nuestra condición con él.

La verdad es que a veces pienso que voy un poco de listilla dando lecciones a los demás, pero no me puedo callar.

Voy a seguir navegando por la *ChurriApp*. La cosa está muy mal. He intentado abrir un par de conversaciones, pero es que me aburre soberanamente el típico intercambio. Aunque imagino que no habrá otra manera de empezar a hablar, porque cuando aparece uno que intenta ser original, no me hace gracia. Aun así, voy a seguir, hoy estoy en plan optimista o más bien *optimasoca*.

¡No puede ser! Después de unos treinta *next*, me aparece él, el innombrable. Me entra el pánico. Borro mi perfil y desinstalo la app sin pensarlo un segundo. ¡No, no y no! ¡Ya basta, no quiero estar ahí! ¡Me duele, me duele, me duele! Mis pensamientos van a la velocidad de la luz, sin un rumbo fijo y sin ninguna lógica. Me va a estallar la cabeza si no la estampo yo antes contra la pared. No puedo con ese ruido de pensamientos. Esto que estoy sintiendo me está sobrepasando. ¿Será rabia?, ¿será dolor?, ¿será frustración? No sé qué es, pero me ahogo. No lo soporto. Empiezo a andar de lado a lado para intentar calmarme. Me pongo las férulas porque me estoy reventando los dientes de tanto apretar. Mientras, murmuro un «mmm» sin parar en un intento de silenciar esos pensamientos malditos.

Calma, Lucía, calma, me repito a mí misma una y otra vez.

En un momento de lucidez, me pregunto: ¿me voy a calmar así por ciencia infusa? No, no me voy a calmar, por muchas veces que me lo repita a mí misma. Mejor voy a sacarlo *to pa* fuera, como diría mi querida Juani. Voy a hacer lo que me pide el cuerpo: gritar. Agarro un cojín a modo de silenciador, lo abrazo tapando mi boca con la parte superior y grito con todas mis fuerzas. Acto seguido se hace el silencio. ¡Oh, qué alivio! Ahora sí, me calmo un poco, me tumbo en el suelo boca abajo y, de manera más serena, pienso en lo que pasó con el innombrable.

Tardé tres puñeteros años en darme cuenta de que lo que estaba viviendo no era el sueño que yo esperaba, sino mi peor pesadilla. Y tardé otros dos años en lograr deshacerme de él. Bueno, deshacerme físicamente, porque las secuelas está más que claro que siguen presentes.

Las relaciones son un tema recurrente en los grupos de apoyo de personas autistas a los que he asistido, y en general entre los *auties* que he ido conociendo. Y si hay algo en lo que solemos estar de acuerdo es en el imán que tenemos con las relaciones tóxicas. Yo por lo menos parece que lleve un cartel en la frente en el que ponga: «Si quieres engañar a alguien, ven a mí». Cuando digo engañar, no me refiero a que me pongan los cuernos. La verdad es que eso es lo que menos me preocupa cuando echo la vista atrás. Me refiero a hacerme creer que estaba loca, que lo hacía todo mal, u obligarme a hacer cosas que yo en realidad no quería. Con estas últimas frases ya he definido bastante bien mi relación con el innombrable. Se aprovechó de mi fragilidad para alimentar su ego y destruirme. Todavía me cuesta entender cómo es posible que una única persona pueda acumular tanta maldad, y cómo pude estar tan ciega durante tanto tiempo.

Voy a poner una serie antes de entrar en el bucle mortal de pensamientos intrusivos que está a punto de aparecer. No sin antes repetirme un par de veces que NO FUE CULPA MÍA. Espero que llegue el día en el que me lo crea de verdad y no tenga que volver a recordármelo.

Me encanta trabajar en agosto. Es como trabajar toda la jornada con el ambiente que hay el resto del año entre las 7.30 y las 8.40 horas. El único problema es que esta semana el bar de Encarna y Manuel está cerrado y Carla sigue de vacaciones. Pero estamos sin jefes, sin trepadores, sin llamadas y con pocas urgencias. Eso sí, cuando entra un imprevisto de algún compañero que está de vacaciones, me lo tengo que comer con patatas.

Hoy he quedado con Nico, mi mejor amigo desde la universidad, al salir de la oficina. Cuando terminó la carrera le salió el trabajo de su vida en la otra punta del mundo y desde entonces ha estado viviendo casi siempre en el extranjero. Así que hablamos mucho, pero nos vemos poco. Es cierto que el hecho de que un ser querido viva fuera no suele ser un problema para mí, pero debo reconocer que me joroba bastante que una de las pocas personas a las que me gusta tener cerca y abrazar esté tan lejos.

Me recoge en su coche y nos dirigimos a nuestro sitio favorito en la zona alta de Barcelona que todavía no está invadida por el turismo y donde sirven el mejor gazpacho de aguacate. A los dos nos encanta.

—¡Wiii! ¡Qué buenorro estás! ¡Qué bien te sienta el amor! «*Lofisindiair*, la, la, la, la, la, la, la.» —Me arranco a cantar la canción de John Paul Young mientras marco el ritmo con la cabeza y mi cara *sexyviril* sobreactuada.

—Lucía, no empieces —me increpa divertido—. Ya te dije que es una persona del trabajo y de momento solo nos estamos conociendo.

—Vale, vale, tranqui. Por un momento he pensado que estabas enamorado hasta las trancas, pero eso es poco digno de ti, ¿no? —Me río mientras conduce en silencio buscando algún tema de conversación con el que despistarme.

—¿Y tú no tienes nada que contarme? ¿Sigues en dique seco? —Zasca para mí. Eso me pasa por sacar temas que no tocan.

—Oye, Siri, pon la canción *A quién le importa*.

Subo el volumen y nos convertimos en Alaska y Dinarama.

Entre el calor insoportable que hace y que el sitio al que íbamos, como la mayoría de los sitios de esa zona, está cerrado por vacaciones, decidimos que la mejor opción es ir a mi patio divino. Si vamos a un bar cualquiera aguanto poco porque suele haber demasiado ruido y tenemos que contarnos muchas cosas. Nico es de las pocas personas que no me importa que entre en mi casa. Soy muy reservada con mi espacio de confort.

Nos recibe Fu en la puerta con unas bragas colgadas del cuello. Me ha vuelto a vaciar el cajón de la ropa interior. Respiro hondo y me lo tomo como una venganza por haberlos dejado solos la semana pasada.

Nota mental: comprar un artilugio de esos para que Fu no pueda abrir los cajones y los armarios. Bastante me cuesta mantener al día la ropa limpia y doblada (de planchar ni hablamos) como para que el gato se dedique a decorar la casa con mi ropa interior y llenarla de *michipelos*. Nico se desternilla mientras yo hago el absurdo de explicarle a Fu que esto no se hace y este me mira con total indiferencia.

Nos acomodamos en el patio y pasan tres horas casi sin darnos cuenta poniéndonos al día. Le cuento mis movidas con la *ChurriApp*, no sin rematar la situación de mi triste y desértica vida sentimental y sexual con la tragicomedia del baile del cortejo.

—Reina, esto te da para un libro y varios capítulos de una serie. —Sigue partiéndose y no es para menos.

—¡Ja, ja y más ja! ¡Qué graciosillo! Eres un tontaco. —Me intento hacer la ofendida mientras se me escapa la risa al darme cuenta de lo patética que me resulta mi vida sentimental.

Cuando nos damos cuenta de la hora, Nico se lamenta de que tiene una cena y se pone pesadito para que vaya con él.

—Venga, Lucía, no seas rancia, anda. Si es una cena con gente guay y lo pasarás bien. No empieces con tus rollos del autismo. Tía, es que, desde que lo sabes, hasta lo pareces.

—¿Perdona? —Se me van a salir los ojos con semejante comentario.

—Lo siento, quería decir que pareces más autista. —¡Venga! Seguimos para bingo.

—Gracias por el halago. Me alegra no parecerme a esa Lucía que fingía ser otra persona. Por cierto, tú eres tonto. Lo sabes, ¿verdad?

Le tengo que querer mucho para que sigamos los dos aquí sentados. A veces no puede ser más capacitista, condescendiente e invalidante. Cuando le conté lo del diagnóstico fue uno de los iluminados por la santa ignorancia que soltó casi toda la retahíla de tópicos, tipo «Anda, no les des importancia a estas cosas, no te pongas etiquetas» o «¿A estas alturas de qué te sirve eso? Si ya tienes la vida hecha». Así que sí, confirmo que el hecho de que sigamos siendo amigos es una señal inequívoca de lo mucho, muchísimo, que le quiero.

—Venga, no te enfades, gruñoncita.

—Nico, de verdad... ¿En serio? ¿De verdad se te ha olvidado todo lo que hemos pasado juntos y cómo me has tenido que ver? —Nico ha sido la luz de mi camino en momentos de mucha oscuridad.

—Vale, cierto, tienes razón. Es que ya sabes que me hace ilusión pasar ratos contigo cuando estoy en Barcelona, que vayamos a los sitios como antes y que...

—Ya, lo sé —le interrumpo—, y a mí me gusta estar contigo. Sabes que, si para ti es importante, yo te acompaño. Pero no me lo reproches si me comporto de una manera u otra. Ni invalides así, por tus bemoles, el esfuerzo que supone para mí ir a este tipo de sitios. Nico, es que a veces creo que todavía no te has dado cuenta de que nada, absolutamente nada, era como yo creía que era antes de saber que soy autista. Empezando por mí misma.

—Vale, soy tonto, puedes pegarme si quieres —me acerca la mejilla mientras hace un pucherito con la boca; es un idiota que siempre consigue que me acabe riendo—, pero es que para mí eres la misma. Eres mi Lucía, mi reina, mi *alter ego*.

—Bueno, quizá para ti no ha cambiado nada porque contigo siempre he podido ser yo misma. Igual es por eso por lo que te quiero tanto y te necesito en mi vida.

Silencio por parte de Nico.

—Oye, *idioto*, que lo que te acabo de decir es muy bonito, ¿eh? Deberías emocionarte.

—Eres toda una artista cargándote los silencios hermosos.

—Lo sé.

Total, acabo en la dichosa cena. Premio a la tonta de la noche, que se siente culpable de nuevo «por ser así» y acude a una cena a la que no tiene ninguna obligación de ir y que le apetece cero. Solo por el simple y estúpido hecho de no querer defraudar a su amigo, sin siquiera saber si le defraudaría o no.

Durante la cena disfruto de la comida porque está buena y los amigos o conocidos de Nico son muy majos, las cosas como son. Pero hay ruido y los temas de conversación no me interesan nada. Desconecto unas veinte veces y pienso en mis cosas, que suelen ser muchas.

Parece que no soy la única que se aburre. Al terminar los postres, Nico pone una excusa malísima para escaquearnos y me acompaña a casa. Durante el trayecto en coche no le recrimino nada del coñazo de cena a la que me ha llevado y que tenía que ser tan divertida. Pobre, creo que hoy ya le he dado suficiente caña. No quiero tener más remordimientos de los que tendré cuando, al llegar a casa, ultraanalice todas nuestras conversaciones.

Bendito invento el ventilador que me he instalado en la pérgola del patio para tumbarme y columpiarme en mi hamaca en pleno mes de agosto sin morir derretida.

Esta semana ha pasado sin pena ni gloria. Y, teniendo en cuenta el ritmo que llevo habitualmente, creo que es positivo. Hacía mucho tiempo que no volvía tan tranquila de la oficina y durante tantos días seguidos. Ha sido una semana especialmente agradable. Es increíble cómo cambian las cosas en el trabajo cuando tengo horario intensivo, coincido con poca gente en la oficina y casi no hay llamadas ni otro tipo de interrupciones. ¡Así da gusto trabajar! Por no hablar de la presión, en mi opinión innecesaria la mayoría de las veces, a la que nos tienen sometidos a diario. En agosto parece que esta también está de vacaciones. Hay personas que dicen trabajar bien bajo presión. Yo no trabajo ni bien ni mal; simplemente no puedo trabajar bajo presión de terceros porque me bloqueo.

Mi Pepita Grilla me recuerda que este buen rollo es algo temporal y en pocos días volverá la tan temida y agotadora normalidad en la oficina. ¡Es una aguafiestas!

Yo: ¿Cómo vais con vuestras vacaciones no idílicas?

Sofía: Estoy viva y bastante cuerda por lo que podría ser, con el panorama que hay por aquí. Me tienen hasta el moño con tanto aparentar mientras se dejan de vuelta y media unos a otros por las espaldas. Y las conversaciones… Esta mañana estaban mi madre y su amiga hablando sobre qué maquillaje waterproof es el que va mejor para ir a la playa. De verdad… Qué tostón. Por no hablar de la bronca que me ha caído esta tarde por vestirme con unos vaqueros y una camiseta básica para ir a tomar un helado. ¡Un simple helado a media tarde! Ni que se fuera a ofender el helado por no vestirme de gala para comérmelo.

Yo: (emoji carcajada) Bendita seas tú entre todas las cayetanas con ganas de rebelarse.

Sofía: Me lo voy a tomar como un halago. (emoji guiño) (emoji escupiendo un corazón) Por suerte, hablar con Martina cada día me está dando la vida.

Yo: Uy, que nos vamos de bodorrio. (emoji anillo) (emoji fiesta)

Isabela: Nosotros ya estamos por Barcelona y ahora mismo estoy intentando convencer a Oli para que saque a dar una vuelta al perro de mi vecino. Estamos de canguro esta semana. Ya es lo que me faltaba. (emoji cansado sacando la lengua)

Sofía: ¿Por qué no lo sacas tú? Tú sueles ir cada noche a andar un rato, ¿no?

Isabela: Pues porque el perro se llama Taxi y estoy hasta los aguacates de que cada vez que lo llamo se pare un taxi o la abuela de turno me diga "Ese iba ocupado, tienes que parar a los de la luz verde". Ya sabéis que llevo muy mal hacer el ridículo.

Yo: Pues hablando de hacer el ridículo (emoji tapándose la boca con picardía)… ¿Has sabido algo más de tu compi de trabajo "muy majo" y sus amigos?

Sofía: (emoji carcajada x 10)

Isabela: Nada interesante. Me dijo que su amigo se había ofendido porque nos fuimos. Vamos, que le molestó quedarse sin pillar.

Yo: A ver, pillar, pillar… Algo sí que pilló. En concreto pilló mierda por todos lados cuando se tiró al suelo para hacer el helicóptero. (emoji risa) (emoji asco) (emoji carcajada)

Sofía: Os dejo, que hoy ha aparecido mi hermana Amelia con toda su prole y mañana me toca madrugar.

Yo: Yo me voy a dormir también, que mañana tengo día de compras con Nico. (emoji con estrellas en los ojos) (emoji fiesta) (emoji aplauso)

Dejo el móvil en la mesa y me meto en la cama, a disfrutar de mi tranquilidad efímera.

Normalmente no me gusta ir de compras. Para mí es algo meramente necesario para sobrevivir, alimentarme, vestirme y mantener una higiene adecuada. No me resulta ocioso en absoluto eso de ir de tiendas. Excepto cuando voy con Nico. Entonces la cosa cambia y mucho. ¡Adoro los días de compras con Nico!

Arrancamos con un buen desayuno de cuchillo y tenedor en Can Fartarró, un restaurante en el que pocos privilegiados sabemos que sirven maravillosos desayunos los sábados por la mañana. Supongo que ese punto clandestino todavía lo hace más atractivo para empezar nuestro día. Pido mi habitual timbal de manitas de cerdo deshuesadas con boletus y huevo poché.

—Tengo que preguntar en cocina si nos queda. En caso de que no quedara, ¿le marcho otra cosa?

Se me desencaja la mandíbula, mi cara se descompone por segundos y se me dispara la respiración.

—Si no le importa, mejor mire primero si hay y ya veremos qué hacemos si no queda. —Nico interviene, menos mal.

¡Qué susto innecesario me acaba de dar el señor Fartarró! Al final sí que quedaba un timbal. Lo saboreo como nunca, sobre todo sabiendo que es el último, y seguimos con nuestro día molón.

Empezamos la ruta de tiendas. Nos probamos los modelos que el uno ha elegido para el otro y alternamos lo que nos gusta con lo más espantoso que hemos encontrado. No queremos que se convierta en un día de compras de lo más común. En las tiendas ya nos conocen y hasta participan de nuestra... ¿tradición? Bueno, participan porque saben que, aparte de hacer un poco el tonto, Nico se va a gastar un pastizal allí. Practicamos *shopping* al estilo Pretty Woman, pero en versión barata.

Antes de ir a comer le acompaño a la tienda que más pereza me da: la de los trajes. Mi señor amigo Nico es muy moderno y muy *casual* él, hasta que le obligan a ponerse un traje para ir a los eventos de trabajo a los que lo invitan. Lo bueno de esta tienda es que entre que le toman las medidas, miran telas, etc., a mí me tienen distraída con una copita (o dos) de champán. Nico ya sabe que, cuanto más tarde en decidirse, más piripi estaré al salir de la tienda. Saca unas patatas fritas de la mochila, de esas finas dobladas tan ¡ummm!, me las da para amortiguar el efecto del alcohol y se mete en un probador.

En la tienda hay otro cliente que me está poniendo de los nervios, pero a la vez me distrae observar su comportamiento. Es un *señoro* con aspecto de baboso. Imagino que viene a comprar camisas porque la que lleva puesta está poniendo a prueba todos los botones desde el pecho hasta la cintura. El *señoro* en cuestión no deja de hacer bromas sin gracia, y de bastante mal gusto, mientras intenta coquetear, o en su caso más bien *croquetear*, con una de las dependientas. Ante la primera mirada que dirige hacia mis tetas, me levanto de la butaca y me voy al lado de la cortina del probador en el que está Nico. Yo paso de aguantar ni una mirada más de esa réplica de Santiago Segura en *Torrente*.

Aun así, mientras le toman las medidas a Nico, mi curiosidad insiste en observar el comportamiento del individuo. Ahora el *señoro* ha decidido probarse una sudadera de estilo juvenil, un estilo más propio de la edad de la dependienta a la que quiere encandilar. Y al quitarse la sudadera allí en medio... *Oh my God!* ¿Se le ha movido el pelo? No... Eso que se le ha levantado es un... ¿Es un peluquín? ¡¡¡Lleva peluquín!!! Y no se ha dado cuenta de que ahora lo lleva torcido y con la mitad de los pelos de punta. Ay, que me da, ay, que me da, ay, que me...

—Nicooo, ¡¿qué haces?!

Nico me mete dentro del probador de un empujón antes de que me dé el descojone allí en medio y me hace señales de que no me ría. Tarde: me estoy partiendo la caja. Y no sé por qué él se intenta aguantar mientras me hace señales. Al salir de la tienda me confiesa que el señor en cuestión era un vecino de sus padres.

Y, ahora sí, nos vamos a comer a un sitio de los que me encantan; está delante del mar y tiene aire acondicionado y unas vistas maravillosas.

Al terminar nuestro día, nos abrazamos de la manera más estrujante posible y nos despedimos hasta su próximo viaje a Barcelona.

Me balanceo en la hamaca y rememoro los mejores momentos de la jornada. Gana por goleada el peluquín.

Oigo ese berrido celestial que proviene de la portería:

—¡Susiii! Chiquilla, anda, baja a ayudarme, que esto pesa un *güevo* de avestruz.

Nuestra querida Juani ya ha vuelto del pueblo. Y en unos días vuelve Noa. Poco a poco parece que regresa la rutina. No sé si alegrarme o ponerme a llorar. Igual lo que necesito precisamente es una rutina que no incluya ir a la oficina y sobrevivir para tener un sueldo.

Septiembre

—¡Nena! Luci, nena, espera un momento, que voy.

¡Aix! Me ha pillado, con las pocas ganas que tengo hoy de conversaciones de buena mañana.

—Oye, escúchame una cosa. Cuando estuve en el pueblo, mi prima la Mari me contó que su amiga la Asun, la que tiene el nene ese..., así con problemas como lo tuyo pero mucho peor, ¿sabes? —Señor, dame paciencia—. Pues le hablé de vosotras.

—Me das miedo, Juani. A ver...

Ahora mismo siento miedo e intriga a partes iguales. Me pregunto si superará aquel rumor que me contó de los timadores que dicen curar el autismo a base de chupitos de lejía.

—Pues a ver, que la Asun le dijo a la Mari que se ve que hay una empresa que vende jamones buenos *pa'l* autismo. Y he pensado que igual podríais probar para la Noa. A ver si por lo menos a la nena la podéis salvar.

¿Me preguntaba si lo iba a superar? ¡Se ha lucido! Un, dos, tres, cuatro, cinco, seis, siete, ocho... Un, dos, tres... Lucía, no contestes; Lucía, no contestes; Lucía, no...

—Oye, pues diles que me manden un jamón de muestra y, si funciona, les pedimos un par más, ¿no? Ahora en serio: un día de estos subo a tu casa y te lo vuelvo a explicar todo. Madre mía, Juana María, ¡¿qué voy a hacer contigo?! Ya te he dicho mil veces que el autismo no es una enfermedad, no hay nada que curar ni salvar. No tienes que creerte esas milongas sacacuartos.

—Sí, es verdad, nena. Pero me lo explican tan convencidas que me lían y me lo creo, Luci.

No tiene ni puñetera gracia, pero... ¡ja, ja, ja! Eso se lo tengo que contar a mis presidentas. Van a flipar.

—Pero, entonces..., ¿me has traído jamón de ese o no? —Le hago un guiño para suavizar la situación.

—Ay, calla, que no, que os he traído ese embutido que hace mi cuñada y que tanto os gusta, pero te lo doy esta tarde cuando ya esté la Noa por aquí —me dice en tono cómplice.

Me conoce demasiado bien. Sabe que, si me lo da, empiezo a zampar y acabo con él sin darme ni cuenta. Así soy.

Hoy me da una pereza estratosférica ir al trabajo. Se ha terminado mi periodo estival de paz en la oficina y ya están casi todos de vuelta de sus vacaciones.

Carla y yo bajamos a desayunar a nuestra hora habitual.

—¡Madre mía, Carla! ¡Menudo careto llevas! ¿Ha pasado algo?

No veía a Carla desde antes de irnos de vacaciones y la he notado agotada. Quizá podría haber sido algo menos sincera, pero es que tiene unas ojeras que parece un oso panda, la pobre.

Resulta que la última semana de agosto ha estado con su hermana y su sobrino Alberto. Por lo que parece, han sido unos días complicados acompañados de largas noches sin dormir. Alberto, aparte de ser autista, tiene discapacidad intelectual y epilepsia. Todavía recuerdo cuando conocí a Marta, la hermana de Carla, en su cuarenta cumpleaños. Qué mal rato pasé cuando se me ocurrió contarle que soy autista, con toda mi puñetera ingenuidad y buena intención, claro.

No se me olvida su primera frase: «Bueno... Yo sé lo que es el autismo de verdad». Esas palabras se me quedaron en bucle junto con una mirada muy hiriente, supongo que desde el dolor que ella tenía acumulado. Era la primera vez que alguien me decía algo así tras compartir mi condición de autista. Por suerte, este tipo de comentarios son un tema recurrente en los grupos de apoyo y en redes sociales. Así que creo que supe reaccionar bastante bien, dentro de lo que cabe. Si hay algo que tengo muy claro es que solo cada uno sabe cuál es su realidad y lo que vive en casa. El respeto, para mí, es sagrado.

El día del cumple de Carla, Marta y yo estuvimos hablando largo y tendido. Le hice muchas preguntas sobre Alberto y sobre su maternidad, y ella me hizo muchas preguntas sobre mí y sobre Noa. Desde entonces solemos hablar de vez en cuando. Es evidente que su hijo y yo somos diferentes. No hay más que vernos: él es un chico y yo una mujer, él tiene los ojos marrones y yo los tengo verdes, etc. Las diferencias son más que evidentes a simple vista. Y en lo referente al autismo que vivimos cada uno, también somos diferentes. Peeero debo reconocer que ni yo misma era consciente de la cantidad de cosas que tenemos en común, sobre todo con las hiper- e hiposensibilidades: los ruidos, las luces, el contacto físico y estas cosas. También ambos llevamos mal los cambios y tenemos una manera similar de comunicarnos, aunque él use una tablet y yo lo haga de otras formas. El modo en el que procesamos la información no difiere tanto en algunos aspectos. Así que creo que, pese a esa frase demoledora que me hizo sentir como una gran mierda, conocernos fue importante para ambas. Pudimos acercarnos a otras realidades dentro del espectro autista. A pesar de que empezamos con mal pie, Carla tenía clarísimo que necesitábamos conocernos, y su cumpleaños fue la ocasión perfecta. Además, Marta había vivido muchos años en el extranjero y le convenía establecer nuevos lazos tras su vuelta a Barcelona.

Cuando Marta y Alberto vivían lejos, Carla tenía contacto con su sobrino esporádicamente, y solo conocía algunas cosas de él, como sus habilidades con todo lo referente al mundo digital, que era un buenazo o la forma única de relacionarse con las personas de su entorno de confianza. Aunque también presenció algún episodio de la etapa de escapismo, cuando era más pequeño, que llevaba a sus padres de cabeza. Ahora, en plena adolescencia, la comunicación y la parte sensorial es lo que más desafíos les está suponiendo en su vida diaria.

Pero este verano, al irse con ellos de vacaciones, Carla ha sabido lo que es convivir día a día con Alberto sufriendo varias crisis nocturnas de epilepsia y crisis diurnas por temas sensoriales, por falta de sueño y por cambios de rutina. Ha podido entender mejor a su hermana y por qué muchas veces está cansada y enfadada con el mundo. Porque me consta que, los últimos años, han tenido enfrentamientos de mil colores disparándose reproches la una a la otra. Desde mi parcelita no he vivido esa parte más íntima de Marta, pero sí he podido comprobar que, detrás de ese enfado con el mundo y ese agotamiento extremo, hay una mujer que los tiene cuadrados. Una mujer que hace todo lo que está en su mano para que su hijo sea lo más autónomo posible y tenga una vida feliz. Bueno, y sin entrar en la lucha constante con las administraciones, colegios, centros de salud, etc.

Carla está muy preocupada por su hermana y no sabe cómo ayudarla. Yo también me hago esa pregunta: ¿quién cuida a los que cuidan? Y la respuesta siempre es la misma: un «nadie» que resuena triste y contundente en mi cabeza.

—Niñas, mi mujer os ha puesto unos torreznos del pueblo para acompañar el desayuno —nos dice Manuel.

¡Por el amor de Fames! El bocadillo del día acompañado con torreznos a las diez de la mañana me parece una fantasía. A Carla casi se le han borrado las ojeras ante la *freakliz* noticia.

—¡¡¡Wiii!!! —Me sale del alma sin ningún tipo de filtro mientras aplaudo flojito con las yemas de los dedos.

Suerte que el día tiene estos pequeños momentos de felicidad para sobrellevar la jornada laboral y la vida en general.

¡Uy, qué cosa más rara! Nos han convocado a una reunión a todos. ¿Qué habrá pasado? Debe de ser algo gordo, porque han reunido a todos los departamentos. ¿Vamos a cambiar de ubicación? ¿Me quieren echar? ¡No, joder! ¿Cómo van a convocar a todos los departamentos para echarme? Mis pensamientos intrusivos a veces se marcan unos *futureos* dignos de ser nominados al Óscar a la mejor película de fantasía. Tiene que ser otra cosa. Miro hacia la mesa de Jaime para ver si su cara me transmite algo. El lameculos este —qué asco me da la imagen que me viene a la cabeza— ya debe de saber de qué se trata... O no, porque lo veo revoloteando en la puerta del despacho de Joaquín, nuestro director de departamento. Está esperando a que termine la llamada telefónica que está atendiendo para entrar y comentar la jugada. ¿Será que Joaquín se jubila? Eso me cuadra más, por su edad y por cómo ha aumentado la intensidad del peloteo insoportable de Jaime hacia él durante las últimas semanas. Pero no creo que nos convoquen a toda la empresa para eso. ¿O sí? ¿Van a poner a Jaime de director de nuestra unidad? O, peor, ¿de director general? Definitivamente, si me pagaran por las películas que me monto, estaría forrada.

Me agobian mucho estas reuniones en las que estamos todos hacinados en la sala polivalente. Miro la cara de

Bernardo y sus compañeros *pfpfpf*. Diría que tampoco saben nada ni veo que les preocupe mucho lo que pueda ser. Por algo ellos son precisamente del grupo *pfpfpf*. A la compi huevona de Carla, en cambio, se la ve atacada de los nervios. Debe de estar muerta de miedo, no vaya a ser que a partir de ahora le toque trabajar.

Al fin nos comunican que la casa matriz de Seattle ha absorbido a uno de nuestros grandes competidores. Durante los próximos meses iniciaremos el proceso de fusión entre las dos empresas en España. ¡Oh, oh!, cambios importantes a la vista. ¡Qué pereza, qué ansiedad y qué curiosidad!

Al finalizar la reunión nos piden que los miembros de nuestro departamento nos quedemos un momento en la sala. Supongo que nos espera más trabajo en comunicación.

¡Pam! Joaquín nos dice que aprovechando estos cambios se jubilará cuando se haya llevado a cabo la fusión. Por una vez he acertado uno de mis *futureos*. Automáticamente miro la cara de Jaime y veo cómo se le dibuja una media sonrisa. Seguro que en su cabecita perfectamente peinada ya se visualiza en el despacho de Joaquín.

Yo creo que la más cualificada para ocupar ese cargo soy yo. Tengo más conocimientos, tanto de la empresa como de los clientes y de la actividad que se lleva a cabo en el departamento. Pero me temo que eso no lo saben, ni lo van a saber nunca con mi *mierdhabilidad* para visibilizar esta parte de mí. Aunque solo de pensar en tener ese cargo se me ha puesto un nudo en el estómago. Eso significaría gestionar personas e incrementar sustancialmente las interacciones, y no me apetece nada, pero sí me gustaría que conocieran más mis habilidades y capacidades. Supongo que sería muy imbécil desear ese puesto a sabiendas de que lo rechazaría por todo lo que conlleva. Lo único que quiero es, simplemente, que reconozcan mi trabajo. Las titulitis, *puestitis* y *jefetitis* se las regalo a quien las quiera.

Salimos todos de la oficina entre rumores que comentan la noticia y los futuros cambios. En el ascensor, para no interactuar con nadie, cojo el móvil y le mando un mensaje a Guille.

Yo: ¿Noa tiene psicólogo esta tarde? ¿Hoy vas al pádel?
Guille: No. Sí.
Yo: (emoji OK)

De camino a casa paro en una tienda de ropa que han abierto este verano. Hace días que le eché el ojo a un pantalón del escaparate que tiene pinta de ser casi tan cómodo como mi pijama favorito. Me lo pruebo y lo confirmo. Es de textura suave, sin costuras molestas y con la cintura muy elástica. Pregunto en cuántos colores lo tienen y me llevo uno de cada menos del amarillo. Pillo la cena japo y me voy para casa, que Noa me estará esperando.

—Ay, Luci, qué *desaboría* eres con la ropa. No tiene ni un brilli brilli, ni un dibujo ni nada —me asalta la Juani.

Yo no sé por qué la dejo chafardear la ropa que me he comprado, si siempre le parece de lo más soso. Si por ella fuera, me vestiría siempre con prendas llenas de complementos lo más brillantes posible y con estampados *animal print* de todas las especies. Todo lo contrario de mi estilo sobrio, minimalista o como se le diga.

Madre mía, Noa está totalmente pasada de vueltas y todavía no ha empezado el cole. No me extraña lo más mínimo. La tutora del curso pasado, más que acompañarla, lo que hizo fue lanzarla a un precipicio sin paracaídas y obligarla a escalar paredes sin seguridad. ¡Arjjjj! Tengo que dejar de hacer estos símiles porque me están dando escalofríos al imaginarme la situación de manera literal. En serio, necesito un interruptor para apagar de vez en cuando ese proyector de imágenes que tengo instalado en mi cerebro.

Lo importante es que este curso tiene un tutor nuevo, Marc, y por lo que me ha comentado Guille, pinta genial. Antes de irse de vacaciones, en julio, Clara y Guille tuvieron una primera reunión con él para hablar sobre Noa y las adaptaciones. Las instrucciones para mí al respecto son claras para hoy: no debo meter la pata. Noa no sabe todavía quién será su tutor. Clara y Guille acordaron con Gael, que también ha hablado ya con Marc, que se lo dirán esta semana porque cabía una pequeña posibilidad de que finalmente no fuera él, pero ahora ya está confirmadísimo. Lo que sí le anticiparon a Noa es que seguro que no iba a tener a la misma pedorra, digo tutora, que el curso pasado.

Objetivo: no irme de la lengua durante la cena. ¿Lo lograré? Mis caminos neuronales son inescrutables.

Para que no se me escape la información, he centrado nuestra tarde-noche del martes en el huertecito de Noa y otros temas varios que no me llevaran a meter la pata. Y para sorpresa mía, lo consigo. ¡Punto para mí! Jo, jo, jo. Cuando llega Guille, Noa se va a dormir y él se queda quieto en mi puerta con intención de comunicarme algo que parece ser importante.

—Lucía, esta tarde me ha llamado la tía Elvira para saber si iremos a la comida familiar el sábado.

Se me pone cara de asco del nivel de ver a alguien beber de mi botella de agua.

—Lucía, no me fastidies y ven. A mí tampoco es que me apetezca mucho, pero es una vez al año, podemos soportarlo, ¿no?

—¡Malditos *quedabienes* del san postureo de los huevos! Por lo menos espero que liberes a Noa de esa tortura.

—Sí, Noa estará con Clara el fin de semana. Y, además, justo empieza el cole el lunes y no creo que una comida de ese tipo sea lo más indicado un par de días antes.

Ayyy, si es que ya sabía yo que mi hermanito se pondría las pilas con Noa. Ahora solo falta que me entienda un poco mejor a mí y ya lo tendremos todo.

Mi media de horas de sueño ha bajado considerablemente estos días. Además, estoy irritable y absolutamente insoportable. La comida de hoy me tiene en un estado de ansiedad que no me deja hacer nada medio bien. Por suerte, Isabela y Sofía, sobre todo Isabela, me han dado un curso intensivo para poner límites y dejar de ser la sumisa asquerosa que soy siempre con esa gentuza que se considera mi familia.

La verdad es que veo muy poco a mis parientes maternos, les tengo mucha manía. A los paternos ni los conozco. Mi madre tiene tres hermanos: Emilio, que es un calzonazos y está casado con la tía Elvira, la marimandona organizadora de la comida; Aurora, que es la mayor y está casada con un putero asqueroso que ya ha pasado a la categoría de viejo verde, y luego está Ana, la pequeña, a la que casi no conozco porque vive con su marido e hijos en México.

Les tengo manía porque, cuando el donante anónimo abandonó a mi madre, se portaron muy mal con ella. Los que eran mis abuelos la trataron como a una apestada. La culparon de la huida del impresentable con el argumento de no saber cuidar y retener a su marido. Me pongo mala y agresiva de pensarlo. Y sus hermanos, en lugar de defenderla, se posicionaron con sus padres y la dejaron de lado. Muy feo todo. Se avergonzaron de ella y de nosotros. Encima, no contentos con tratarnos como a unos repudiados indignos de llevar el apellido familiar, la convencieron, yo creo que más bien la obligaron, para juntarse con un maltratador. Por suerte, en cuanto él le pegó por primera vez, mi madre lo dejó. Aunque para entonces ya llevaba unos años soportando malos tratos psicológicos con la correspondiente presión familiar para que lo aguantara, por supuesto. Mi abuela materna era una desalmada manipuladora insufrible. Con los años hubo acercamientos, yo no lo llamaría perdones, y eso hizo que la relación entre hermanos aparentemente mejorara.

Para mí lo único importante es que mi madre ahora tiene una vida feliz. Siento una gran admiración hacia ella.

Mi gran problema, a nivel personal, es con la tía Elvira. Su presencia me molesta porque remueve fantasmas muy feos de mi pasado. Durante nuestra infancia y adolescencia, Guille y yo tuvimos que pasar bastantes días con ella en vacaciones y algunos fines de semana que mi madre tenía que trabajar. Porque, a pesar de ese abandono atroz al que nos condenó la familia, Emilio en el fondo siempre ha sido un buen tipo. A su manera intentó ayudar a mamá, por ejemplo, quedándose con nosotros en esos periodos. Pero la que se hacía cargo de mi hermano y de mí en el día a día era su mujer, Elvira.

Si de niña, en general, yo me sentía como una extraterrestre habitando un planeta desconocido, en casa de mis tíos era todavía peor. La tía Elvira siempre estaba gastando bromas sobre lo que yo hacía o decía. Me reía por no hacerle un feo, que no se sintiera mal, pero nunca la entendía ni me hacía gracia. Décadas más tarde he comprendido que la tía Elvira no bromeaba, sino que se burlaba de mí en toda la cara. Y lo hacía delante de la gente, cuanta más, mejor. Guille y yo teníamos una norma no escrita: no podíamos hablar ni alegrarnos en público de nuestros logros, ya que los de sus hijos siempre tenían que ser mejores y, por supuesto, más importantes. Creo que Guille fue más hábil, o quizá tuvo más suerte y le caía mínimamente bien a la tía Elvira.

Yo recuerdo hacer verdaderos esfuerzos para gustarle a la tía, para que hablara de mí como lo hacía de los demás, pero solían ser en vano. Recuerdo su mirada de *envidiasco* cuando alguien decía cosas buenas sobre mí. A la muy malvada solo faltaba que le salieran subtítulos. Durante una época fingió tenerme aprecio de cara a la galería. Fue cuando aprobé la carrera con buenas notas y conseguí un buen empleo. Pero con los años se le ha visto el plumero de lo falsa y manipuladora que puede llegar a ser. Supongo que el pobre, por no decir el tonto, de Emilio buscó una mujer que replicara el perfil de su madre, mi abuela. Y lo bordó.

Cuando hablo con mamá sobre la bruja Elvira, siempre me dice que pase de ella, que es una amargada que pretendía ser una señora con clase y se quedó en una hortera con dinero. Yo intento seguir su consejo, pero creo que el dolor que tengo enquistado es demasiado grande. Esa señora no solo condicionó mi manera de relacionarme con parte del mundo, sino que me hizo sentir muy pequeñita y poca cosa durante años. Es cierto que, si hubiera tenido una autoestima más alta y una mayor seguridad en mí misma, las cosas hubieran sido distintas. No me hubiera afectado tanto, supongo. Sin embargo, ya desde entonces, mi autoestima y mi seguridad eran escasas, y eso le vino de perlas a la tía Elvira para ensañarse conmigo.

Ya estamos casi todos por aquí; solo faltan Aurora y el asqueroso de su marido, Juanjo. No entiendo cómo le compensa aguantar a ese tío solo por conservar el estatus de vida que tienen. No creo que sea casualidad que mi prima Gal·la, su única hija, viva en Nueva Zelanda y no quiera saber nada de ellos. Vivir en esa casa debe de ser insoportable.

La comida, de momento, transcurre como siempre. Elvira se pasa la mitad del tiempo hablando maravillas de sus hijos y nietos. Juanjo se lleva un codazo de Aurora cada vez que cuenta un chiste verde sin gracia. Guille charla con los primos, y yo simplemente los observo a todos en silencio e imagino cómo serán sus vidas de puertas para adentro.

—Bueno, Lucía, entonces, si tú vas a ser la solterona sin hijos de la familia, nos vas a cuidar a todos, ¿no? —Elvira y sus comentarios de *mierder*.

—¡Claro! Os cuidaré de igual manera que cuidasteis a mi madre cuando os necesitaba.

Se hace un silencio incómodo para los demás y delicioso para mí. En mi cabeza grito un «¡Booom! ¡Cómete esa!». Guille me mira sin poder creer lo que acabo de soltar, mientras se le escapa la risa. ¿Tendrán cámaras en el restaurante? Por Dios, necesito una grabación de lo que acabo de hacer: he contestado sin filtros y he puesto un límite. ¡Aleluya! Irene no se lo va a creer cuando se lo explique en la próxima sesión. Me tiemblan las piernas y las manos. No sé qué me ocurre, pero entre todo este tembleque me siento poderosa. Es una sensación nueva, y me gusta. Sin embargo, prefiero evitar mirar a la bruja. Debe de estar a punto de infartar y mi recién estrenada fortaleza no es suficiente para aguantar una mirada de odio suya.

Aprovechamos este momento de incomodidad para irnos a tomar algo por nuestra cuenta con los primos y sus respectivas parejas e hijos. La verdad es que con Diana y Fer nos llevamos bastante bien, a pesar de su madre. Fer se me acerca y, sin que le oiga su hermana, me susurra:

—¡Soy tu fan!

Fer, por suerte, ha heredado la bondad de su padre. Y menos mal. Diana, o *Daiana* pronunciado a lo Jaime, es una mimada bastante insoportable en el entorno familiar. Pero cuando no tiene a su madre cerca, se relaja y puede resultar una persona bastante agradable.

De camino a casa escucho un audio que Sofía nos ha mandado al grupo y que más bien es un pódcast. La tengo que querer mucho para escuchar un mensaje de voz de once minutos. Bueno, el titular que acompañaba el audio también ayuda a despertar mi curiosidad: «Novedades con Martina». Resumen: ya han pasado a la siguiente pantalla. Y entre las dos opciones que se plantearon inicialmente, ha ganado la que todas queríamos: ¡son pareja! Sofía está feliz. Y nosotras también por ella.

Al terminar de comentar el pódcast-audio de Sofía, contraataco yo con uno mío y les cuento lo ocurrido en la comida familiar. Recorro el resto del trayecto hasta mi casa mientras escucho la canción *Rata de dos patas* de Paquita la del Barrio. Creo que no hay canción que describa mejor a la tía Elvira y lo que opino de ella.

Al llegar a casa no puedo casi ni pestañear. Me salen los nervios de la comida en forma de agotamiento extremo. Siento como si me apagara, como si me consumiera como una vela, y no hay manera de evitarlo. Lo único que puedo hacer para sentirme mejor es nada, en el sentido más literal de la palabra. No tengo fuerzas ni para prepararme la cena. Me arrastro como puedo del sofá a la cama y me quedo dormida escuchando *Million Reasons* de Lady Gaga.

Domingo de regulación emocional y de resurrección de entre los fantasmas de mi familia. Llevo toda la mañana en la cama con la misma actividad cerebral que una esponja de mar. Cojo una bolsa de patatas fritas y cambio mi ubicación de la cama a la hamaca para que me dé el aire y perderme entre las nubes. Pero hoy no hay ni una sola nube. Me tumbo mirando hacia la fachada interior del edificio e intento adivinar qué se les debía de pasar por la cabeza cuando lo diseñaron. La Juani siempre dice que los Rimbombáñez tenían muchos aires de grandeza. Yo creo que, más que aires de grandeza, lo que tenían era un huracán. La fachada principal es como fea-curiosa. La interior es una horterada de lo más inverosímil, pero con un puntazo *kitsch* muy... único. Y menos mal. Podemos presumir de contar con los restos de una fachada que, en su momento, podría haber sido la versión Rimbombáñez de *¿Dónde está Wally?* Puedo pasar horas mirando los murales con la pintura medio desconchada y las cenefas con restos de esculturas que separan las plantas del edificio. Mirar la fachada es una buena alternativa para mi regulación cuando no hay nubes molonas en las que adivinar formas.

Me fijo en la escultura que tengo encima de mi puerta. Es una especie de querubín adulto que, según la Juani, representa a Aniceto Rimbombáñez. Ese señor debía de tener cara de culo, porque a mí me parece más bien un angelote haciendo un calvo. Cuando lo miro y pienso en Aniceto, del que la Juani me ha hablado varias veces, mi estado cambia por completo. Paso de estar totalmente fundida, sin energía, a sentir cómo la puñetera ansiedad aparece en todo su esplendor, embistiendo contra el estado de alerdamiento extremo en el que llevo inmersa toda la mañana.

Empiezo a pensar en el trabajo, en los cambios que vienen, aunque no sé cuándo serán ni cómo ni con quién. En que durante los próximos meses tendré que combinar mi estado de agotamiento habitual con la olla exprés que siento dentro, provocada por tanta incertidumbre, y que puede estallar en cualquier momento.

Tengo muchas dudas sobre qué decisiones debería tomar en el trabajo. ¿Debería aprovechar la situación en la que nos encontramos para contarles que soy autista? Yo solo necesito algunas cosas como anticipación, comunicación por escrito, un entorno de trabajo sensorialmente amable y, a ser posible, teletrabajo. Pero si se lo digo no sé si lo verán como un problema y les daré un motivo para prescindir de mí, o si será la causa de quedarme estancada sin posibilidad de promocionar. De todos modos, algún día lo tendré que explicar. Necesito hacerlo para obtener esas pequeñas adecuaciones que me ayudarían mucho y me permitirían rendir muchísimo más, si lo que esperan de mí es que sea una persona lo más productiva posible. Me duele la tripa.

Cada vez le doy más vueltas a si decirlo o no. Recuerdo el caso de una chica que explicó su diagnóstico de autismo en su empresa. No solo no le facilitaron las adaptaciones necesarias, sino que el día siguiente le quitaron responsabilidades y su compañero de mesa pidió cambiar de sitio, por si acaso era agresiva. Quiero pensar que en esa empresa debía de haber una concentración extraordinaria de gilipollas en muy pocos metros cuadrados. Aunque en la mía tengo a Jaime y a alguno más de su especie, y eso mismo me podría pasar a mí si lo contara. ¿O quizá no? ¡Ay, no sé! ¡Qué agobio! Me indigna bastante tener miedo de pedir algo a lo que tengo derecho. El problema es que cada vez se me hace más cuesta arriba sobrellevar las jornadas de trabajo.

Trato de espantar mis cavilaciones y vuelvo al mosaico de la fachada, para intentar pasar el resto del domingo sin pensar en el dichoso trabajo.

¡Qué contenta estoy! Carla me ha contado que han empezado a trabajar toda la parte del perfil sensorial de Alberto con un terapeuta ocupacional y les está dando estrategias para que esté más regulado con sus hiper- e hiposensibilidades. Con esto podrán ayudarle a reducir las crisis sensoriales y de conducta. Para celebrarlo, nos comemos unos pestiños del pueblo de Encarna y Manuel como postre del desayuno. Ummm.

Le comento a Carla mis dudas sobre si informar a la empresa de que soy autista, aprovechando toda la movida que se nos viene encima. Su cara de *apurasco*, acompañada de un suspiro, me da la respuesta: ella también tiene dudas.

No sé si es el efecto pestiño, pero me vengo arriba y decido ir a hablar con Joaquín sin apenas haberme preparado la conversación. Me paro delante del despacho. ¿Debería asegurarme de que haya desayunado? Porque igual es de los míos y, si no ha comido, está de mal humor. ¿O debería preparar mejor lo que le quiero decir? Porque... ¿qué le voy decir? ¿Estoy segura de que quiero hablar con él?

—Hola, Lucía, ¿necesitas algo? —Oh, no, me ha visto. Normal, estaba delante de su puerta parada como un pasmarote.

—Hola, Joaquín, no es nada importante. —Empiezo mal, restándome importancia yo misma—. Si tienes un par de minutos, te lo comento rápido.

—Sí, claro, pasa.

La verdad es que es un señor aparentemente adorable, aunque nunca he logrado saber si le caigo bien o mal, ni qué opina de mi trabajo. Pero mis pensamientos ya se encargan de decirme que le caigo mal y que le parezco una inútil.

—Quería preguntarte sobre el proceso de fusión de las dos empresas. Si se sabe algo sobre cuáles serán los plazos y cómo se hará. —Madre mía, qué mal me estoy explicando. Creo que debería añadir el tema de mis necesidades o pensará que soy una cotilla integral.

—Pues eso me gustaría saber a mí también, Lucía, pero no te preocupes, que os informaremos. Y no sufras por tu puesto, seguro que la empresa seguirá contando contigo.

—Gracias. Te lo comentaba porque...

—*Bosss* —*puto Jaime* se asoma por la puerta y me interrumpe—, ¿has leído la *newsletter* de este trimestre? Hablan sobre la fiesta de verano y... ¡nos dejan por las nubes!

La intervención estelar del imbécil acaba con la conversación y me deja a medias. Puede que haya sido lo mejor, porque me temo que la respuesta de Joaquín hubiera sido un chasco. ¿O no? ¿O sí? Ahora necesito leer lo que han escrito sobre la fiesta en la *newsletter*.

Abro el correo y mis ojos se quedan clavados en una de las primeras frases: «Un gran éxito, gracias a la organización impecable, cuidando cada detalle, de Jaime Escalante y el resto del equipo del Departamento de...». No puedo seguir leyendo. ¿Se están riendo de mí en mi cara? La impulsividad me puede y llamo a la persona encargada de mandar la *newsletter*. Necesito preguntarle quién les ha facilitado la información. ¡Flipo! Resulta que el artículo lo envió Marina, la becaria a la que Jaime mandó a buscar a los clientes al hotel. Supuestamente lo redactó ella, pero antes lo revisó «alguien» del departamento. Y, que yo sepa, no lo revisó la persona que lo organizó todo, porque esa soy yo. Se me comen los demonios ahora mismo. Es que si me lo cruzo... Ahí viene... Ahí viene...

—Jaime, ¿has leído el artículo de la fiesta? —Típica pregunta absurda, lo sé.

—¡Sí! ¡Está guay, eh! —¿Me está vacilando o es así de tonto?

—¿Sabes quién lo revisó antes de que lo mandara Marina? —Chaval, que te quede claro que LO SÉ.

—¿Por?

—Porque la información está mal, ¿no?

—¿El qué? —Tío intentando hacerse el despistado sin mucho éxito.

—Mira, esto. —Giro la pantalla de mi ordenador para que pueda leer la frase que estoy señalando.

—Bueno, somos un equipo, ¿no? Salió perfecto gracias a todos. —Por dentro voy a estallar, pero me temo que entraré en mutismo.

—No pone «equipo», pone que tú has organizado el evento.

—Bueno, soy la cara más visible. —Y la más dura, ¡capullo!—. Supongo que es una estrategia de marketing.

—Ajá. —Y con eso termina mi intervención patética. No me sale ni una palabra más.

En un primer momento me frustro, pero... ¡Qué caray! De alguna manera le he dado a entender que no me parece bien. Hubiera preferido hacerlo de una forma más contundente y lograr mejores resultados, pero la cuestión es que lo he hecho.

Al llegar a casa me encuentro a Noa enseñándole a la Juani todos los enseres nuevos que lleva en la mochila del colegio.

—¡¡¡Tííía!!! Mi tutor nuevo mola mucho.

Me quedo unos minutos con ellas para intentar descifrar lo que me explica Noa mientras pega brincos, grita y deja frases a medias. Euforia desatada modo *on*. Lo importante me queda claro: está contenta y tiene pinta de que será un buen curso. Es una pasada cómo cambia todo en función del tutor o tutora que le toque.

—Luci, nena, ¿este fin de semana me cuidáis al Rufi la Noa y tú?

—Claro. ¿Te vas de guateque perreón por ahí? —Intento imitar un perreo sin ninguna gracia.

—Ay, ya me gustaría irme a Benidorm con mis amigas, pero no. Tengo el bautizo de la nieta de mi prima, la Iluminada.

—¡Anda, es verdad, que por fin ha sido abuela! ¿Cómo han llamado a la niña?

—Candela.

—¡Toma ya! Han seguido con la tradición así de *rasquis*, ¿eh?

—¿Qué dices? —La Juani me mira sin entender.

—La abuela se llama Iluminada; la hija, Mariluz... Pues qué menos que un nombre que siga con la luz, ¿no?

—¡Ay, Luci, qué cosas tienes!

—Bueno, da igual. Que sí, que te vamos a cuidar al loro y esperaremos impacientes a que nos enseñes fotos de los modelitos y los peinados de las invitadas.

Me encanta saber el porqué de todo. Qué lógica, si la hay, se sigue a la hora de poner los nombres a las cosas y a las personas o tomar decisiones. Entender por qué se hace algo de una manera u otra. Por ejemplo, los que construyeron esta casa eran Aniceto y Anacleto, hijos de Bonifacio, y Bonifacio era hijo de Camilo. Según mi lógica, los hijos de Aniceto y Anacleto deberían tener nombres que empezaran por la Z. Pero mi teoría se fue al garete porque, según me contó la Juani, al primer descendiente de uno de los hermanos lo llamaron Juan Carlos. Aunque esto igual iba acorde con sus delirios de grandeza.

Aun así, me quedo pensando en ello.

Yo: Presis, ¿cómo estáis?

Isabela: Como si me hubiera pasado por encima una apisonadora. Todavía recuperándome de las vacaciones y la vuelta al trabajo.

Yo: ¿Y Oli?

Isabela: Con su padre un par de semanas.

Sofía: Yo estoy como para daros envidia de bien. Estoy muy ilusionada. (emoji con estrellitas en los ojos) Creo que es demasiado bonito para ser verdad.

Isabela: Me vas a dar envidia hasta a mí. (emoji guiño)

Sofía: Tenemos entradas para el cine en un par de horas al lado de tu casa, @Lucía. Si te apetece vamos un rato antes y conoces a Martina. @Isabela, ¿puedes?

Yo: ¡Vale! Pero si no os importa, tomamos algo en mi casa, que no quiero salir.

Isabela: Yo no puedo, estoy en pijama haciendo una maratón de series.

Sofía está absolutamente enamorada, aunque ella diga que «solo está ilusionada». Y es recíproco. Me ha encantado conocer a Martina y ver cómo se miran, el cariño con el que se hablan y las ganas que tienen de conocerse más la una a la otra.

Al marcharse me he quedado en la hamaca tumbada, pensativa. Me alegro mucho por Sofía, pero a la vez se me despierta ese lado de desesperanza con las relaciones y el sentimiento de soledad no deseada, posiblemente autoimpuesta, que me atraviesa con tanto dolor.

Siempre me han dicho que soy distante, fría, inaccesible, borde y mil adjetivos más. SOY DIFÍCIL DE QUERER. Ese es mi pensamiento recurrente, el mantra que me repito una y otra vez. Quizá lo hago a modo de coraza por miedo a volver a sufrir. O quizá es otra de mis maneras cínicas de castigarme por «ser así» y no creerme merecedora de algo bueno.

A lo largo de mi vida he sufrido y me he frustrado mucho por no saber manejarme en las relaciones. Sobre todo en las de pareja. Y lo que más rabia me da es que, en mi entorno, todos creen que soy una desapegada, que prefiero estar sola y que me importa un pimiento lo de las relaciones. Pero no los culpo. Al fin y al cabo, es lo que trasmito con mis magníficas interpretaciones de «Lucía, la solterona feliz».

Si hago un repaso de mi vida sentimental, me doy cuenta de que, desde que tengo uso de razón, nunca he sabido quién me gusta y quién no. Tengo la sensacion de que enfocaba mis relaciones hacia las personas que creía que debían gustarme. O, mejor dicho, las que creía que me convenían, por cumplir ciertos estándares aceptados por mi entorno. Lo único que conseguí con eso fue tener unos prejuicios gigantes y absurdos que no me permitieron dejarme llevar. ¡Qué rabia! Cada vez que analizo mi vida me doy cuenta de que el hecho de permitirme ser yo misma era directamente un acto de rebeldía. De rebeldía conmigo misma y con todos los patrones que me había autoimpuesto.

En ese caos de no ser capaz de saber quién me gustaba ni por qué, cuando encontraba a alguien que me interesaba, lo pasaba fatal. Tenía que contener la intensidad de querer conocerlo todo de esa persona inmediatamente, de saber si yo le gustaba, qué iba a pasar, cuándo nos íbamos a ver, etc., etc., etc. Esa incertidumbre me generaba un nivel de ansiedad tan alto que era incapaz de comportarme de manera más o menos natural. Y entonces prefería que se terminara ese inicio de relación por no poder soportarlo. En serio, ¡los inicios de las relaciones son agotadores! Ahora, viéndolo desde la distancia y conociéndome como lo hago ahora, creo que, cuando encontraba a alguien con quien me sentía a gusto, esa persona se convertía en mi superinterés. Y eso puede ser muy abrumador. Vamos, que alguno salió por patas. Por no hablar del apego. Me duele la tripa de pensar en esa sensación de dependencia tan fuerte que generaba.

Si hago el ejercicio de darle otro enfoque y no culparme a mí, creo que los tipos con los que probé suerte tampoco eran los adecuados. Siempre he tenido el don de tropezar con malas personas que se han aprovechado de mi ingenuidad, mis ganas de pertenecer a un grupo y ser como los demás. Sin ir más lejos, estuve con uno que tardé dos años en saber que tenía pareja superformal. Y supercornuda, claro. Todavía me pregunto si con ella también era un manipulador maltratador, aparte de mentiroso compulsivo.

Siempre me he sentido como si fuera un divertimento, la chica divertida para un rato, pero con la que nadie se plantearía un para siempre. Quizá por este motivo nació mi mantra de *mierder*. Nico siempre me dice que tengo mala puntería y un criterio que da pena. Yo creo que, directamente, no tengo criterio propio para las relaciones de pareja.

Quizá debería quererme y respetarme yo misma para que alguien también lo haga. Puede que ese sea el camino. No lo sé.

Cuando Irene logra sonsacarme información sobre estos temas, lo cual le cuesta mucho trabajo, me anima a intentar conocer a personas nuevas en entornos más fáciles, en los que podamos compartir aficiones, intereses, etc. Aquí surge el siguiente problema: no se me ocurre dónde están esos entornos. Y termino la sesión dramáticamente, planteándome si quiero estar sola o no; o si estoy sola por elección o por resignación; si quiero tener pareja o lo que busco es un tutor legal que gestione mis actividades, papeleo, etc. ¿Realmente hay quien quiera estar solo sí o sí? Yo prefiero estar sola que mal acompañada, por supuesto. Es algo que he aprendido a base de hostias como panes. Me gusta estar sola y lo disfruto, pero sigo pensando que estaría todavía mejor si existiera una persona con la que pudiera tener la confianza de mostrarme tal y como soy, compartir intereses y tiempo, respetar nuestros espacios, reírnos, desearnos y todas esas cosas cursis y bonitas.

Ahora que lo pienso, le prometí a Irene que uno de los propósitos de octubre sería apuntarme a clases de pilates. Solo llevo unos ocho meses procrastinando para buscar un sitio que me guste. Aunque no lo parezca con tanta postergación, es algo que realmente quiero hacer y creo que me sentaría bien.

Abro una ventana nueva de excel de «Centros y precios pilates» y me pongo manos a la obra para hacer un estudio de mercado exprés. Tras un par de horas investigando, ya está decidido: ¡me voy a apuntar a clases de pilates!

Octubre

No te rías, Lucía; no te rías, Lucía; no te...

—¡Ja, ja, ja!

—Tranquilas, es normal que, al hacer un esfuerzo, se cree una presión intraabdominal que provoque que los gases salgan de manera involuntaria.

Qué manera tan fina tiene la profesora de pilates de decir que «sí, a la señora se le ha caído un pedo, y es algo que os puede pasar a todas en clase». A pesar de su explicación, no he podido aguantarme la risa.

—Lo siento, no lo he podido evitar —digo tronchándome—, y a la que se le ha caído, tampoco —murmuro mientras se me saltan las lágrimas.

No sé cómo lo hace la gente para no reírse cuando oye un pedo, yo no puedo contenerme. Además, cuando empiezo con un ataque de risa no hay manera de pararme. Pero es que lo de hoy en clase es de órdago. La señora que tengo justo delante, en lugar de ser flexible, parece que sea crujiente.

Coñas aparte, Irene tenía razón y me está sentando bien lo de hacer ejercicio. A ver lo que me dura. De momento no acabo de encontrar el horario idóneo para incorporar las clases de pilates en mis rutinas sin hacer demasiados cambios.

Al salir del gimnasio he quedado con mis presidentas para tomar algo. Sofía y yo hemos notado que Isabela está viendo más series de lo habitual y lleva ya unas semanas que no nos cuenta anécdotas de sus citas ni maldice su trabajo. Claramente le pasa algo. Vamos, para que nos demos cuenta nosotras sin que nos lo diga, debe de ser algo gordo.

—Isabela, estás mal, ¿verdad? —Para qué depurar y decorar la pregunta, si con mi amiga puedo ser directa.

—Ojalá. Peor que mal. Estoy harta de todo, de todos y de la vida.

—¿Estás preocupada por algo de Oli? ¿No ha empezado bien el curso en el insti? —Sofía siempre ha sido más resolutiva haciendo preguntas.

—Por todo. En serio, estoy muy harta. Es que todo es difícil y cansado. ¿Y sabéis qué? Me cago mucho en el psiquiatra de Oli. Siempre le quita hierro a todo y nos mete en la cabeza que lo nuestro es un autismo muy leve, que no le demos importancia al diagnóstico y que sigamos con nuestras vidas como cualquier persona. —Su cara de odio ahora mismo me acojona hasta a mí.

—Puedes pedir cambio. Yo estoy en el mismo centro y tengo uno que es fantástico. Es verdad que conmigo, básicamente, lo que hace es controlar la medicación para la depresión y el insomnio, pero se preocupa unos mínimos por mí y no se pone en plan *TEA-negacionista*.

—Sofi, qué asquete das, ¿no? —Le hago un guiño—. Bien de amores, bien de psiquiatra... y, por supuesto, con unas amigas que somos la envidia del mundo entero, ¿verdad, Isabela?

—Por supuesto. Y a quien lo ponga en duda le calzo un sopapo que lo mando directo al purgatorio.

Lo de tomar algo rápido se ha convertido en cuatro horas con cena incluida, pero es que había mucho de lo que hablar.

Isabela está de bajona, y con muchos motivos para estarlo. Oli lleva unas semanas que, cuando se frustra, menciona el suicidio como única salida. Eso que tanto tememos aquellas que hemos pasado por una adolescencia autista en un mundo neurotípico. Y, para colmo, Isabela vio en el historial del ordenador de Oli varias búsquedas relacionadas con ese tema. Sofía y yo hemos intentado convencerla de que no debe sentirse culpable. Las tres hemos tenido pensamientos similares en algún momento de nuestras vidas, desde la infancia hasta la edad adulta. Si lo analizamos desde el presente, siempre han sido pensamientos, ideaciones e intentos fruto del agotamiento y la frustración por intentar sobrevivir adaptándonos a absolutamente todo en un mundo que ni comprendíamos ni nos comprendía.

De las tres, Isabela es, quizá, la que menos importancia le ha dado al diagnóstico y todo lo que conlleva el acceso a la información que te proporciona un diagnóstico correcto. En el grupo de la asociación siempre es la más reacia a hacer cambios, la que más se ha autoconvencido de que su vida ya estaba bien así. Y, ojo, hay personas autistas no diagnosticadas que son felices con su vida porque, seguramente, de manera natural, su entorno ya es el adecuado para su condición. Pero no es el caso de Isabela, ni de coña. Y ahora se está dando cuenta de que tanto ella como Oli necesitan tomar más consciencia de su autismo y hacer cambios, tanto de manera individual como en la convivencia. Lo bueno es que nos tenemos las unas a las otras y creo que nos podemos acompañar bien. Porque si el que tiene que acompañarlos en este proceso es el psiquiatra pedorro que trata a su hijo, estamos apañadas. De hecho, la semana pasada Isabela le comentó que Oli tenía ideaciones suicidas y él le respondió: «Ni caso, eso lo hace solo para llamar la atención» y le propuso que tomara no sé qué medicación para que estuviera más tranquilo y pensara menos. Le he dicho a Isabela que ponga una queja al susodicho, a ver si él piensa un poco antes de hablar. Creo que, aunque lo de Oli fuera «solo» para llamar la atención, como profesional y como persona debería preocuparse por saber el motivo por el cual necesita «llamar la atención», ¿no?

Al meterme en la cama no puedo dejar de darle vueltas al tema de Oli y me vienen recuerdos de momentos muy duros. Me enfado conmigo porque me siento una persona muy frívola con respecto al suicidio. Pero cuando pienso un poco, el enfado se vuelve tristeza. En realidad, no soy frívola, sino una persona herida, con mucho dolor acumulado, que durante décadas vio en el suicidio la mejor salida para dejar de sufrir con ese agotamiento tan extremo que me suponía vivir. Tengo que reconocer que el día que hablamos del suicidio en el grupo de apoyo de la asociación encontré consuelo. Mejor dicho, me sentí menos sola al tomar consciencia de que no era la única que llevaba desde siempre viviendo con el suicidio como una opción igual de válida que seguir viviendo. Cuando busqué información sobre este asunto, se me pusieron los pelos de punta. Comparados con la población no autista, los porcentajes son altísimos. Es algo tristemente alarmante.

Mi propósito del día: devolver la camisa que me compré hace un par de semanas porque en breve vence la fecha de devolución.

Realidad: la camisa en cuestión entrará a formar parte de mi colección de ropa sin estrenar y con la etiqueta puesta que no he devuelto. Entre que no me gusta probarme la ropa en las tiendas y que me cuesta la misma vida hacer una devolución, soy un chollo para las marcas. Podría montar un mercadillo con todo lo que tengo.

Para posponer mi propósito del día con menos remordimientos, decido ordenar mis libros.

Guille: Lucía, el sábado que viene celebramos el cumple de Noa en casa. ¿Vendrás? No le digas nada, que es sorpresa.
Yo: ¿Una fiesta sorpresa? ¿Estás seguro de que a Noa le va a gustar eso?
Guille: ¿Por qué no le va a gustar? Va a ser una fiesta temática sobre sus bichitos y sus plantas e invitaremos a sus amigos del cole y a sus primos. Además, la haremos en casa y eso es positivo para ella porque es un entorno seguro. Y para la tarta le pondremos su canción favorita, pasando de "Cumpleaños feliz" y estas cosas que la ponen nerviosa con tanto grito.
Yo: Me refiero al factor sorpresa. Te llamo un momento, que me da palo ir a tu casa ahora.

La verdad es que la fiesta que le han preparado Guille y Clara tiene muy buenas intenciones y muy buena pinta, pero creo que sería mejor anticipar a Noa algo de información. Por ejemplo, que sepa que le están organizando una fiesta para el sábado por la tarde, quiénes irán, etc. Que la fiesta en sí no sea sorpresa, pero sí haya sorpresas.

Le he recordado a Guille lo que ocurrió en la fiesta sorpresa que nos hicieron cuando cumplimos diez años. Entré en un estado de shock rarísimo que todo el mundo encontró supergracioso. Recuerdo cómo decían: «Mírala qué sorprendida está, qué graciosa». ¿Qué graciosa? Estaba asimilando todo lo que estaba ocurriendo, intentando ordenar todas las emociones, hasta colapsar y estampar la tarta contra la pared al no ser capaz de controlar todo lo que sentía.

O la fiesta que nos organizaron para los dieciocho años. Para engañarnos, nos dijeron que íbamos con un par de amigos a cenar a un sitio que me encanta y nos metieron en un local abarrotado de gente gritando «¡Sooorpreeesa!». Casi la palmo ese día. Terminé escondida en el baño llorando y malhumorada. Me había hecho ilusiones de ir al restaurante que me gustaba. Llevaba días esperando a que llegara esa cena. Lo tenía planificado en mi cabecita.

Y ahora recuerdo uno de los cumpleaños a los que todavía venía la bruja Elvira con los primos. Mi madre me regaló un walkman, que era lo que más deseaba del mundo. Y la muy imbécil tuvo que decir en voz alta: «Ay, niña, a ver si muestras algo de alegría, que tu madre te acaba de hacer un regalo con mucha ilusión». ¡Qué rabia me daba cuando hacía eso! Sin duda una de las especialidades de la bruja Elvira era la de dar lecciones y ridiculizar a los demás. Yo estaba más feliz que todos los allí presentes juntos. Lo que ocurre es que, cuando me regalan algo que me encanta, a veces reacciono así: me quedo impasible por fuera, pero por dentro mi cabeza está revolucionada, emocionada y eufórica. Pienso en el regalo y estoy deseando irme a casa para disfrutarlo tranquilamente. Para no aguantar los comentarios de la bruja acabé forzando una alegría que, con toda sinceridad, daba más miedo que otra cosa.

Sofía: Chicas, no hagáis planes para el jueves por la noche. Os he apuntado a un speed dating que organiza una amiga de Martina.

Isabela: No jodas.

Yo: No jodas.

Sofía: ¡Ja, ja, ja! Martina y yo os esperaremos fuera para ir a tomar algo cuando terminéis.

Yo: ¿Es eso que te sientas en un bar, en una mesa, y van pasando tíos con los que tienes que socializar durante un rato?

Sofía: Sí (emoji descojonándose), pero tranqui, que son solo 5 minutos por cita.

Yo: Me sobran 3,5 minutos.

Isabela: Pues la verdad es que siempre he querido probar esa frikada. Me encanta que nos hayas apuntado en plan amiga cabrona.

Yo: Vale, pues vamos. (emoji resignado)

Sofía: @Lucía, tómatelo como un experimento para analizar el comportamiento de las personas en el protocolo del ligoteo. (emoji guiño con la lengua fuera)

Yo: "Experimiento" si te digo que me motiva el plan, pero iré porque me apetece veros.

Cada día me cuesta más ir a la oficina, duermo peor y tengo más ansiedad. Soy cada vez más consciente del esfuerzo que hago para que «no se note» mi manera de ser y del cansancio que eso supone, así como para intentar seguir el ritmo de la oficina. Hasta ahora me compensaba por la gran motivación, incluso pasión, que tengo por mi trabajo. Pero desde hace un tiempo ya no siento motivación y eso me pone muy triste. Echo mucho de menos esa pasión. Y el descontrol de los cambios que se avecinan en la empresa no ayuda a recuperarla. Y desde luego mi jefe, supuestamente adorable, no me ha dado ni media pista desde que hablé con él.

Me gusta mucho mi profesión, soy afortunada por poder dedicarme a lo que me apasiona. Pero el cómo tengo que desarrollar el trabajo es lo que me mata. Cada evento que me plantean es un nuevo proyecto en el que puedo dar rienda suelta a mi creatividad. Me gusta imaginar los eventos en mi cabeza, plasmarlos en un papel para tener un esquema de todo, visualizar cada detalle y llevarlos a cabo con mis listas y mis tiempos. El problema llega cuando capan mi creatividad y me imponen las ideas de otros, que, muchas veces, ni siquiera han dedicado ni cinco minutos en darle un par de vueltas. Y, por supuesto, sin darme opción a que pueda explicar mis ideas. Tener que trabajar en equipo me agota. Ya me pasaba en el colegio con los trabajos en grupo; eran una tortura. No me importa trabajar de manera coordinada con otras personas o departamentos, pero necesito que las funciones estén bien definidas y cada uno pueda ser lo más autónomo posible con sus responsabilidades. Me agota tener que pasar *feedback* continuamente, pedir aprobación de los pasos que voy a dar, mantener reuniones soporíferas nada productivas, etc. Lo que quiero es poder hacer mi trabajo en las mejores condiciones posibles.

—Joaquín, yo cogería un par de paraguas, porque no sé si va a llover, pero hay bastantes nubes.

—Son altocúmulos, nubes de media altitud, de dos a seis kilómetros de tamaño medio, que pertenecen a la categoría física estratocumuliforme caracterizada en estratos, capas o parches con masas en ondas, formas acigarradas o arrolladas, de color blancas a grisáceas. Los altocúmulos frecuentemente preceden a un frente frío, y con la presencia de mañanas calurosas, húmedas, de verano, señalan el desarrollo de nubes de tormenta más tarde en el día. Así que ahora no creo que llueva, pero sí es posible que lo haga a lo largo del día. Y no lo digo yo, lo dice Wikipedia —suelto del tirón mientras termino de redactar un proyecto.

Dejo de escribir, levanto la mirada y veo a la secretaria del departamento junto a Joaquín y dos personas más, a las que no conozco, mirándome en silencio, ojipláticos. ¡Ops! Se me ha escapado en voz alta. Me temo que acabo de convertirme en la friki del departamento... O de la oficina entera.

—Perdón —murmuro así por decir algo mientras vuelvo a bajar la mirada y me pongo la mano izquierda en la frente a modo de visera.

Creo que nunca había deseado tanto que sonase el teléfono para romper ese momento incómodo. Incluso que apareciera Jaime y soltase alguna de sus estupideces. ¿Cómo se me ocurre meterme en una conversación de la que no soy parte? Encima marcándome semejante *infodumping*. ¡Anda ya! La culpa ha sido suya por detenerse justo delante de mi mesa y pronunciar la palabra «nubes».

Cuando se van, le cuento a Carla lo ocurrido y espero a que deje de reírse para preguntarle si sabe quiénes eran. Al parecer son algunos directivos que han venido de la otra empresa junto con las personas de la firma encargada de la fusión. Están teniendo varias reuniones por los distintos departamentos. Vamos, que me acabo de coronar.

En otro momento, me hubiera dado ansiedad a lo grande y habría buscado cualquier excusa para escapar. Sin embargo, hoy me siento sorprendentemente impasible. No hay duda de que mi nivel de desmotivación en el trabajo es alarmantemente alto.

Por suerte esta tarde tengo un planazo motivador: he quedado con Noa para ir a comprar juntas su regalo de cumpleaños. Mi querida sobrina quiere un microscopio y yo, como tía consentidora que soy, le voy a comprar el microscopio que su padre dice que no necesita.

En la tienda, Noa tiene una conversación técnica con el dependiente y al final se decide por el que ella ya tenía entre ceja y ceja tras haber leído cientos de reseñas en internet y visto tutoriales. Por suerte es como yo: cuando va a una tienda, va a piñón fijo.

—A ver, bonita, ¿quieres que te lo envuelva para regalo?

—No, gracias. Es para mí.

—Bueno, pero como me has dicho que es para tu cumpleaños... ¿Has dicho que cumples trece?

—¡Agárramela, que me crece! ¡Ja, ja, ja! ¡Ja, ja, ja! ¡Que me crece, que me crece! ¡Ja, ja, ja! ¡Que me crece! —Risa totalmente exagerada, hasta sobreactuada, tras soltar semejante burrada.

La criatura se me ha puesto ecolálica repitiendo lo más soez e inoportuno que habrá oído en el colegio, o a saber dónde. A mí también me pasa: repito palabras o frases cortas para regularme. Pero oír esa vulgaridad saliendo de la boca de Noa me ha dejado descolocada.

—¿Que agarre qué? —pregunta sorprendido el dependiente.

—Nada, que está muy contenta con el regalo. —Atajo la pregunta para evitar un momento incómodo.

Al salir de la tienda se le tranquiliza la risa chillona y se calma.

—Noa, pero ¿tú sabes lo que has dicho en la tienda?

—Sí, tía, ¿a que hace mucha risa? Es una broma de los niños del colegio. Es guay.

—Pero ¿tú sabes lo que significa?

—No, pero hace risa y es guay —repite la niña.

—Noa, cariño, es importante que sepas lo que significan las cosas que dices. Y esa broma no hace gracia y es muy ordinaria.

—¿Y qué significa, tía?

—Cuando llegues a casa le pides a papi que te lo explique. —Hala, ya le he pasado el marrón a Guille—. ¿Quieres que vayamos a merendar?

—No, tía, quiero ir a casa para probar el microscopio.

Cachis, me he quedado sin merienda. Yo que me había ilusionado con unos churros con chocolate. Durante el camino de vuelta, Noa me cuenta que Guille ya le ha explicado que el sábado harán la fiesta de cumpleaños y que será medio sorpresa. Está superemocionada con la idea.

Al llegar al portal, Noa entra corriendo en su casa para ponerse a investigar con su microscopio. Yo me quedo un rato en la portería con la Juani, que me cuenta todos los chismorreos del barrio. Me asombra la capacidad que tiene esta mujer para hablar con todo el mundo y estar al día de todo.

—Luci, nena, ¿te enseñé las fotos del bautizo?

—¡¡¡Nooo!!! Y ya estás tardando.

¡Cómo me gusta ver esas fotos con la Juani mientras las comenta! Es como ver una peli de Almodóvar.

—Pues, mira, aquí estamos la familia de los Pérez. La Iluminada, la Mariluz, el Patricio, el Agustín, la...

—Un momento, Juani... ¿Eso que lleva esta señora en la cabeza es...?

—¡Sí, una calabaza, nena!

—Y la de al lado... ¿lleva una alcachofa?

—Ay, sí, Luci. Resulta que la hija de una vecina ha empezado un negocio de moda y ahora hace diseños de tocados rurales y ecológicos.

—¡Ja, ja, ja! ¡Venga ya! Pero ¿los hace así tal cual, con la verdura fresca sin ningún tipo de tratamiento?

—Sí, nena. Dice que, si no, no serían naturales, ecológicos y no sé qué circular. Y que luego te los puedes comer. ¡No sabes cómo terminó la fiesta la Amparito! La pobre siempre ha sido muy *resignosa* y le tocó el de los tomates y el pepino que nadie quería.

—¿Y tú no llevabas ninguno?

—Yo me puse un pimiento de padrón del aperitivo en el moño, *pa* que no me endosara nada.

Me da un codazo y nos echamos a reír. Mi Juani y sus recursos. Es más lista de lo que ella misma cree.

¡Maldito el día en el que dije que sí a ir al *citódromo* ese! Con las ganas que tengo de llegar a casa y tirarme en el sofá. Pero ver a mi querida Isabela en acción en un *speed dating* puede ser un festival.

Al llegar al sitio, nos dicen que son quince citas. ¿¿¿Quééé??? ¡Qué horror y qué espanto! Pensaba que serían unas cinco citas y nos iríamos por ahí a tomar algo prontito. Isabela me trae una copa para mitigar los nervios y nos sentamos junto a las mesitas que nos han asignado a cada una. Allí esperamos a que dejen entrar a los maromos. Según nos ha contado la chica de la organización, primero nos citan a las mujeres y un poco más tarde a los hombres. En mi cabeza no puedo dejar de imaginar la entrada de los tíos como si fueran un grupo de toros en un encierro. Alterno esa imagen con la de un grupo de hombres recibiéndonos hacinadas en un autocar en la plaza del pueblo. Esto último refleja mejor las expectativas que tengo puestas en todo esto.

Nos entregan unas cartulinas con una lista para valorar cada cita. Eso me ha gustado. Aunque no la use, tener una lista siempre me da seguridad. No he comido nada desde el mediodía y me está empezando a subir la tontería con la copa. Ahora querría tener unas pizarras pequeñitas para, según vayan entrando, cantar los *points*, al estilo Eurovisión.

Les dan paso. Me muero de vergüenza mientras espero a que uno de ellos se dirija a mi mesita. Ahí viene el primero, directo como una flecha. Parece veterano en esto, porque, sin perder el tiempo, me somete a algo parecido a una entrevista de trabajo. El segundo, en un intento de huir de las típicas preguntas que me ha hecho el primero, se convierte en la personificación de un test de compatibilidad de la revista *Súper Pop*. Con el tercero nos dedicamos mutuamente unos minutos de silencio y aprovecho para cotillear cómo le va el test *Súper Pop* a Isabela. Lo único que oigo es un «Si me vas a hacer el mismo test que a mi amiga, me piro». El cuarto tiene una conversación correcta, pero me atrae cero. ¡Quiero huir de aquí! Estoy ya saturada de tanta conversación.

—Oye, si me permites un consejo, creo que la próxima vez deberías venir pajeado de casa —oigo decir a Isabela.

¡Qué animal! Acaba de soltarle una lindeza de las suyas al número cinco. Pero es que se lo merecía y mucho. ¡Qué salido va el tío!

Al final ha pasado más rápido de lo que esperaba. Ha sido toda una experiencia antropológica.

El resumen de mi lista del *citódromo*:

1. Entrevista de trabajo.
2. Sr. *Súper Pop*.
3. Aburrido.
4. Pse.
5. Más salido que la esquina de una mesa.
6. Majo con perfume insoportable.
7. No.
8. Fantasma.
9. Calvo con gorra para que no se note que es calvo.
10. (Voy al WC y a pedir otra copa.)

11. Simpático. Mancha en la camisa.
12. Dientes arjjjj.
13. Baboso.
14. Machote megatrón.
15. Croissant amigo del machote.

Solo por lo mucho que nos hemos reído cenando con Sofía y Martina, y por ver a Isabela pasando un buen rato, ha merecido la pena ir.

Más tarde, tirada en el sofá, vuelvo a sentir esa mezcla de tristeza, frustración y miedo después del contraste entre el *citódromo* y la pareja perfecta que hacen Sofía y Martina. Me reafirmo una vez más en la imposibilidad de que yo conozca a esa persona «para mí». Debo asumir que voy a estar sola para siempre. Fu suelta un maullido llorón y me mira con cara de penita. ¡Ay, qué mono! Seguro que me acaba de decir a su manera que, mientras estén ellos, nunca estaré sola. Misi se acerca con su bol de pienso vacío. Ah, vale, me están reclamando comida.

Vamos a por la fiesta de cumple de Noa. Orden del día:

- Vaguear todo lo que pueda hasta máximo las 12.00 horas con el teléfono en silencio.
- Confirmar con la Juani que la tarta está en marcha.
- Ir a buscar el encargo a la pastelería *gluten free* para los dos compis celíacos.
- Revisar que Guille haya puesto toda la bebida en el refrigerador del cuartito del patio.
- Comer a las 13.45 horas.

- Repasar la lista de invitados confirmados y cuadrar los detalles que hemos estado preparando Noa y yo para cada uno.
- Colgar la decoración de bichitos y plantas.
- Preparar el espacio de la calma con la cesta de la regulación y los canceladores de ruido.
- Mandar un recordatorio con las instrucciones al chat de la fiesta: hora de llegada, aplausos silenciosos cuando entre Noa y, para el momento de la tarta, poner una nota en el regalo con el nombre de la persona que se lo hace, ya que es posible que los prefiera abrir cuando termine la fiesta y esté sola.

Empiezan a llegar los invitados. Me meto en el papel de organizadora para mantenerme ocupada y evitar interacciones. Todo transcurre según lo esperado. Noa entra al ritmo de *Flowers* de Miley Cyrus a todo volumen repartiendo flores de papel que ha hecho ella misma. Está pletórica. Es una diosa del empoderamiento. ¡Ole tú, mi querida niña!

¡Oh, no! Ha venido la madre de su amiga Laura. Es muy maja, pero es de esas personas que, entre que te habla a medio palmo y tiene un tono de voz alto, parece que te vayan a desordenar la cara cada vez que te cuentan algo.

Anda, ¿y el guaperas de la camiseta turquesa quién es? A este no lo tengo ubicado como padre de ninguno de los invitados. Voy a aprovechar que en estas ocasiones estoy medio disociada y que ayer me entrené en el arte del flirteo para poner en práctica mi talento ligón.

—Luci, nena, ¿saco platos para la tarta? —me interrumpe la Juani.

—¡Ni se te ocurra! Me haces el favor de disfrutar como una invitada más. Bueno, una invitada más, no. Tú eres una invitada de honor. Y como no me hagas caso, llamo a la de los tocados de tu pueblo para que te haga una corona de churros con chocolate.

—Venga, quita, tonta, que ya sabes que yo no soy como esta gente.

—Tonta tú. Te digo yo que eres mucho mejor y punto. Otra cosa es que hagas como yo y prefieras estar ocupada para no hablar con los invitados. —Le guiño un ojo y ella me sonríe cómplice.

Sigo con mi objetivo guaperas. Ahora que está charlando con la mamá de Laura, voy a acercarme.

—¿Todo bien por aquí? ¿Necesitáis algo?

Mientras lo digo, cruzo los dedos para que lo interpreten de manera neurotípica, como algo que he dicho para interactuar, y que no me respondan de manera literal, como haría yo.

—Hola, Lucía, ¿conoces a Pablo? —¡Toma ya! Qué bien me ha salido la jugada.

Es el tío de Pablito, que ha venido con él porque sus padres están de viaje el fin de semana.

—¡Anda! Entonces estamos los dos en calidad de tíos. —Madre mía, las he visto más avispadas intentando llamar la atención del guapo de la fiesta.

—Eso parece —responde él.

—¿Tú tienes hijos? —Si le pregunto de qué trabaja, me convierto en el *hombrecita* número uno de ayer, el del interrogatorio—. Quiero decir, que estén ahora aquí en la fiesta. Bueno, no, porque si estuvieran los vería, ¡je, je, je!, ¡ja, ja, ja!, ¡je, je, je! —Creo que estoy empezando a hacer el ridículo ya en la primera frase.

—No, no tengo hijos. —¡Aixxx, qué soso es! ¿O igual solo es tímido? ¿Le estoy intimidando porque le intereso? ¿Le intereso? Posiblemente no. ¿O sí?

—Ah, pues nada, brindemos por nosotros, los tíos solterones molones. —Me vengo arriba con un brindis.

—Brindemos por los tíos molones, claro. —Qué poco regocijo le ha puesto al brindis, y ha eliminado el «solterones». Lucía, creo que has metido la pata un *poquitín-tín-tín*.

—Perdón, lo de solterones lo decía por mí —intento arreglarlo.

—Nada, no te preocupes. Mi pareja, Begoña, no ha venido para no incomodar a los niños. A estas edades ya sabes cómo son.

Pongo cara de póquer. ¿Yo debería saber de quién habla? ¿O es que tiene varias parejas y a la que le tocaba venir hoy no puede? ¿Igual es que su pareja odia a los niños y los insulta para que se sientan incómodos?

—Lucía, su pareja es Begoña, la tutora de Noa del curso pasado —interviene la mamá de Laura, que parece que está al tanto de todo.

Mi cara cambia al instante. ¡Venga ya, tócate un pie! Si es que el mundo está mal repartido. Y eso de no venir para no incomodar a los niños... ja, ja y requetejá. Lo que le pasa es que se le caería la cara de vergüenza por lo mala pécora que fue con Noa, e imagino que con alguno más. *Bergoña* le tendría que dar a ella comportarse como lo hace con sus alumnos. O no, porque este tipo de personas tienen un ego que no les deja ver más allá de su ombligo. El guaperas debe de ser muy tonto, porque, si no, no lo entiendo. Isabela me diría que me lo ligue como sea para fastidiar a la mala pécora. Pero va a ser que no, porque me daría asco. Vamos, cuanto más lejos de esta mujer y su entorno, mejor.

—Os dejo, que tenemos que preparar la tarta.

Me voy dignamente de allí aprovechando que pasa Clara por mi lado y todavía no he tenido un rato para estar con ella.

Aunque con lo que hablamos por mensaje, podríamos ahorrarnos el *quedabién* presencial del momento. Pero a la gente siempre le hace gracia ver cómo es la relación entre excuñadas y nunca está de más disuadir posibles rumores.

Me quedo un rato en la cocina y mando para fuera a todo el que pretenda ayudarme. Mi madre se quejaba de que, de niña y adolescente, solo ayudaba con tareas domésticas *motu proprio* cuando venían invitados a casa. Se enfadaba porque decía que lo hacía para que los invitados pensaran que era una hija ejemplar. Ahora ya he podido eliminar esa tensión enquistada del pasado. Ambas sabemos que no lo hacía por eso. Lo hacía, y lo sigo haciendo, para retirarme un rato de todo el jaleo. Parecen tonterías, pero hay pequeñas cosas que, una vez que las entiendes, te dan mucha paz. Quiero decir, que no lo hacía por postureo, o por llevarle la contraria a mi madre, sino por necesidad. En realidad, era una adolescente vagorra, como muchas otras, pero necesitaba huir a ratitos cuando había jarana en casa. Bueno, y en más situaciones, pero ahora no es el momento de ponerme a pensar en ello porque tengo una tarta esperando a que le ponga las velas sin causar un destrozo.

Suena *Viva La Vida* de Coldplay. Clara saca la tarta mientras Guille posiciona a los invitados de manera estratégica para que no se amontonen alrededor de Noa. Creo que sus compis ya la conocen lo suficiente como para saber que es mejor mantener cierta distancia. Aunque en esos momentos de euforia festiva, a algunos se les podría olvidar. Y Noa ahora mismo es como un polvorín, con tantas emociones.

Todo ha transcurrido estupendamente y mi estancia aquí ya puede concluir sin riesgo de recibir reproches por irme.

Me pongo una película absurda para desconectar de todo, no sin antes contarles a mis presidentas el chasco con el guaperas soso.

¿Objetivo del resto del fin de semana? Hacer nada. ¿Lo logro? No del todo, pero sí de manera bastante satisfactoria.

Yo: ¿Podéis quedar cuando salgamos de la sesión de grupo? Es urgente. Me va a explotar la cabeza, literal. (emoji al que le explota la cabeza)

Sofía: ¿Kitty pasa, Lucía?

Yo: (emoji llorón) (emoji loco)

Isabela: (emoji OK)

Sofía: Yo también. Los niños estarán con mis padres, así que cuenta con ello.

Yo: (emoji abracito) (emoji OK) (emoji corazón cursi con brilli brilli)

Llevo muchos días dándole vueltas al tema laboral. Tengo que hacer algo para revertir este estado de desasosiego. Me conozco y, si voy a peor, entraré en un *burnout* del que me costará salir. No lo digo yo, lo dice Irene. Y tiene razón.

El tema de la sesión de grupo me ha venido como anillo al dedo. Hoy nos ha visitado una trabajadora social para hablar sobre el mundo laboral y luego hemos comentado nuestras experiencias personales. Yo les he contado que estoy desmotivada y que no veo que esa motivación tenga intención de volver, que echo de menos trabajar con pasión y que me siento triste y frustrada.

La trabajadora social nos ha hablado de las tasas de desempleo entre personas autistas. Una vez más, nuestro colectivo destaca por encima de las tasas generales. A raíz de esto hemos tenido un pequeño debate muy interesante sobre las dificultades tanto para acceder a un puesto de trabajo como para mantenerlo.

Curiosamente Sofía, Isabela y yo tenemos trabajo, rompiendo todas las estadísticas, pero el tema es: ¿a qué precio? Porque las tres lo hacemos sin ningún tipo de adaptación. No estamos en entornos amigables con nuestra condición y mantenemos en secreto nuestro diagnóstico. Tenemos miedo a perder ese trabajo por los prejuicios que existen todavía sobre el autismo y las neurodivergencias, la salud mental y la discapacidad en general. Y, claro, todo ese esfuerzo para conservar el empleo tiene un coste altísimo en términos físicos y psicológicos.

Para cerrar la sesión, hemos hecho un juego. Cada uno debía decir cosas positivas de sí mismo y cómo podría aplicarlas al mundo laboral. Al final de la sesión, Jordi, uno de los chicos del grupo, me ha preguntado por qué no me dedico a hacer lo que me gusta por mi cuenta. La verdad es que jamás me he planteado esa opción.

Al terminar hemos cenado algo rápido las tres en Casa Bea mientras comentábamos el tema. Tanto Isabela como Sofía me han recordado mis habilidades organizando eventos. Es cierto que la familia de Sofía me ha encargado varias celebraciones familiares. Siempre me dicen que debería dedicarme a ello de manera profesional. O en la asociación donde vamos a hacer las sesiones de grupo, siempre me ofrezco voluntaria para ayudar en la organización de sus eventos. Me da vértigo un cambio así, pero a la vez solo el pensar en qué podría hacer y cómo me ha encendido una chispa de motivación molona.

De camino a casa me cruzo con varios grupos de zombis, dráculas y todo tipo de personajes muertos de manera trágico-sádica. Caigo entonces en que es la noche de Halloween. Me cruzo también con un grupo de chicos que van disfrazados de políticos. ¡Esos sí que acojonan! Están vivos y tienen la potestad de ponerme las cosas mucho más difíciles y matarme a disgustos.

Al llegar a casa, me siento en el sofá con Misi y Fu encima y pienso en todo lo hablado esta tarde en el grupo y luego con mis presidentas. Miro a mis compis felinos y me digo: ¿y por qué no?

Noviembre

Dentro de tres horas tenemos reunión de departamento para la organización de la cena de Navidad de la empresa. Con un poco de suerte, quizá nos den alguna información más sobre el tema de la fusión. Aunque, la verdad, cada vez me la refanfinfla más. Estoy más enfocada y distraída con la idea de montarme algo por mi cuenta. Jaime llega tarde, como siempre, pero somos educadamente tontos o tontamente educados, y siempre lo esperamos para empezar.

Este evento es fácil. Cada año es el mismo formato y en el mismo restaurante. Solo hace falta perfilar algunos detalles.

Nada más empezar la reunión, Joaquín nos comunica que Bernardo, junto con algunos compañeros más, se prejubila a final de año. Han pensado que estaría bien hacerles un reconocimiento a todos el día de la cena. Me parece muy bien y me ofrezco para encargarme de ello. Pero me frustro porque esto significa que hay avances en el tema de la fusión, y no me estoy enterando de nada. Joaquín me hace una señal de esas de «luego hablamos». ¿Qué querrá? ¿Anticiparme lo que ya sé ahora? ¿O igual me quieren echar? ¡Qué manía con que me quieren despedir! ¿Por qué lo iban a hacer, justo ahora? ¿Habré hecho algo malo?

—Lucía, ¿te parece bien?

¡Ay, no! Mientras me montaba la película de turno en mi cabeza, han seguido con la reunión y no sé qué me están preguntando.

—Perdón, estaba pensando en lo de las jubilaciones y se me ha ido la cabeza.

Jaime me mira con cara de reprobación y le devuelvo una cara de asco sin ningún miramiento. Mientras, hago rodar el anillo antiestrés por mi dedo corazón y en mi cabeza suena el estribillo de la canción *Fuck You* de Lily Allen. Adoro a mi subconsciente cuando ocurren estas cosas.

Joaquín nos comenta que este año, en lugar de comprar detalles con el logo de la empresa para regalarnos a todos los trabajadores, se ha optado por hacer un donativo a una ONG. ¡Por fin! Llevo años insistiendo en este tema.

—Lo estuvimos comentando Jaime y yo y nos pareció una idea estupenda.

¡Será posible! Llevo años proponiéndolo y ahora lo vende como idea suya. Algunos compañeros me miran con cara de circunstancia y compasión a la vez. Eso me consuela un poco y mi dignidad se siente menos herida. Respiro hondo e intento ver la parte positiva: por fin se va a hacer lo del donativo. Me intento convencer de que lo importante es la acción, y no quién ha tenido la idea, y... ¡Ni de coña! Ningunear a las personas está feo. En fin, es lo que hay y mi objetivo ahora es pensar en cómo irme de aquí.

—He hecho un pequeño estudio y creo que deberíamos donar a Ayudando, porque son los más grandes.

—Gracias, Jaime. ¿Para qué proyecto sería exactamente? —intervengo.

—Pues eso ya lo elegirán ellos. Nosotros les damos la pasta para que la gestionen como quieran.

—Bueno, pero creo que es positivo explicar en la cena a qué proyecto se va a destinar. A todos nos gusta saber estas cosas, ¿no? —Me pongo intensa con el tema—. Por mi parte, si me permitís, me gustaría proponer hacer el donativo a una entidad local, más pequeña. De hecho, al ser distintas cenas para cada una de nuestras filiales, buscaría una entidad de cada ciudad. Os puedo hacer varias propuestas. Incluso estaría bien que cada oficina pudiera hacer las suyas propias.

—Eso es una currada y no lo veo necesario —dice el imbécil después de exhalar un hondo suspiro de inconformismo.

—A mí no me importa dedicar horas extralaborales para hacerlo. Yo me encargaría —insisto.

—No, no lo veo. Es mucho trabajo y no creo que nos beneficie en nada.

—Entiendo que a quien tiene que beneficiar es a la entidad y a sus proyectos, no a la empresa que dona, ¿no? —La cosa se está poniendo tensa.

—No. ¡Joder, Lucía, que trabajas en un departamento de comunicación! ¿Tú crees que estas cosas se hacen porque sí? La ONG que he propuesto es la más grande y tiene un equipo de comunicación brutal. Nos podrían hacer mucha difusión, y eso es bueno para la reputación de la empresa.

¿Reputación? *Reputasco* me está empezando a dar esta conversación.

—No, no creo que se hagan *pirqui sí*. La gente las hace para ayudar, sin esperar recibir nada a cambio. En el momento en que alguien espera algo, se está aprovechando de una supuesta buena causa para un interés propio. Si se pacta algo a cambio, ya no es un donativo, sino que es una transacción, un negocio o como lo quieras llamar.

Algunos están disfrutando de la discusión y solo les falta sacar unos pompones cada vez que hablo. Me estoy viniendo arriba, y eso puede ser un peligro.

—Pero esto no son los mundos de Yupi, donde todo es ideal y ayudamos a los pobrecitos y a los enfermitos. Esto es una empresa y nuestro único interés es ganar dinero y dar buena imagen para captar más clientes.

Lo miro con cara de *penasco*. Qué triste que realmente se crea y defienda este discurso.

—Y así me va por aquí —murmuro en voz demasiado alta.

Se hace un silencio bastante incómodo, hasta que interviene una de las compañeras veteranas de marketing, a la que siempre he tenido mucho respeto.

—Si no os importa, a mí me gustaría conocer las opciones que propone Lucía.

Que te den, larguirucho contestón. Lo voy a contar te guste o no.

—Esta tarde os mandaré un documento con todos los detalles de mi idea por filiales, junto con algunas propuestas concretas de entidades. La idea sería dedicar el donativo cada año a un colectivo. Este año podrían ser las personas autistas. Es un colectivo que me toca de cerca —si supieran cuánto de cerca, lo flipan—, pero, evidentemente, estoy abierta a otras opciones.

—Si no te importa, es un poco feo insultar a las personas con autismo. Lo de «autista» ya no se usa. —Jaime ha vuelto a abrir la boca y va camino de que se la parta de un hostión.

—«Autista» no se debe usar como insulto, de manera peyorativa, pero así es como se identifican miles de personas. Unos se sienten más cómodos con «autista» o «persona autista», otros con «persona con autismo», otros como «persona en el espectro», etc. Pero te aseguro que «autista» está bien dicho y no es un insulto. Sin ir más allá, mi sobrina es au-tis-ta. —Hombre ya.

—Bueno, chicos —interviene Joaquín, en vista de que se nos está yendo de las manos—, creo que será mejor que dejemos aquí la reunión. Todos tenemos mucho que hacer y es tarde. Quedo a la espera de que me mandéis los documentos para seguir avanzando y cerrando temas.

Al marcharnos, le pregunto a Joaquín si quería hablar conmigo, por la señal de antes. Me dice que sí, que quiere comentar conmigo los detalles para los que se prejubilan, pero que ahora se tiene que ir y ya hablaremos en otro momento.

Cada día me gusta más esta Lucía punk que estoy conociendo. ¡Menudo subidón de adrenalina tengo ahora mismo! Y menudo pinchazo acabo de sentir en el ovario derecho. ¿Me toca otra vez? ¿Ya hace un mes? No, por favor, ahora no. Necesito redactar ese documento y con el dolor no podría.

Se me acerca Jaime.

—Lucía, ¿te importa si hablamos del tema de las ONG?

—Esta tarde os mandaré el documento a todos. Si quieres lo comentamos mañana.

—Pero es que me gustaría hablarlo ahora contigo.

—Pues ahora no puedo. Tengo que hacer mil cosas y, además, no me encuentro bien. —Hago presión en el ovario intentando aminorar el dolor.

—¿Gripe? ¿Covid?

—No, dolor en el ovario derecho. —Hala, eso te pasa por preguntar.

—Ah, buenooo. —Ya le sale el tonito de burla—. No me digas que eres de las que se tiene que ir a casa por un simple dolor de regla. No te pega.

—¿Has tenido dolores de regla alguna vez?

—No, claro que no, qué tontería de pregunta. Soy un tío.

—Pues eso.

No puedo moverme del dolor. Vale, que no cunda el pánico. Voy a tomarme la pastilla de rescate. Necesito aguantar por lo menos las horas que me quedan hasta llegar a casa. Llamo a Carla para pedirle una compresa, por si la cosa se complica más.

—Lucía, tienes la cara desencajada. No puedes seguir así cada mes. Te acompaño a urgencias ahora mismo —se ofrece.

—No, no hace falta, gracias. En media horita empezaré a notar los efectos de la pastilla que me he tomado y con eso espero aguantar más o menos bien. Paso de ir a urgencias para que me digan que es normal tener dolores de regla y que soy una exagerada, que soy mujer y es natural, bla, bla, bla. Y si les digo que tengo endometriosis, me dicen que por qué he ido si ya sé lo que tengo. Que no pueden hacer nada por mí y que pida hora con mi ginecólogo. Prefiero irme a casa y morir de dolor en soledad en mi cama. —Acompaño mi monólogo con un dramático brazo derecho sobre mi frente.

—Eres la pera. No sé de dónde sacas el sentido del humor hasta en estas situaciones. —Carla se ríe.

Tiene razón: mi sentido del humor aflora incluso en las situaciones más rocambolescas. Supongo que es mi manera de sobrellevar las cosas.

Me ataca otro pinchazo para recordarme que esto no tiene ninguna gracia.

La última vez que fui a urgencias, me desmayé del dolor en la sala de espera. Cuando desperté, tuvieron los cataplines de decirme que esto me pasaba porque no me tomaba la medicación al notar los primeros síntomas. ¿Cómo puñeta voy a hacer eso si no noto esos primeros síntomas? Normalmente, cuando empiezo a sentir el dolor, ya es insoportable. Así son las hiposensibilidades.

Le mando un correo a Joaquín para decirle que me encuentro mal y me tengo que ir a casa, pero que no se preocupe, que esta tarde tendrá el documento. No me cabe duda de que se lo mandaré, porque cuando me comprometo a algo, lo cumplo. Mi sentido de la responsabilidad es firme. Muy firme. Incluso demasiado firme algunas veces.

¡Por fin en casa! Me tumbo en postura fetal en el sofá y, en uno de esos pinchazos mortales, me mareo y me quedo dormida un rato. Al despertar estoy bastante mejor. Menos mal. Miro en la *MenstruApp* y veo que todavía queda una semana para que me visite la *Señora Monstruación*. Así que habrá sido un episodio de los que me dan entre ciclo y ciclo. Esos episodios imprevisibles me matan de dolor y de falta de previsión a partes iguales. Es como una máquina del mal que me cambia los planes sin previo aviso. Yo ya no sé cómo hacerle entender a mi cuerpo que con planificación nos llevaríamos mejor.

Me pongo a redactar el documento en cuestión. A pesar de estar segura de que ni siquiera lo van a leer entero, lo hago con total profesionalidad, o con la que me permiten mis funciones ejecutivas en este momento.

¡*Enga*, documento terminado! No es por nada, pero me ha quedado una idea muy chula. Tengo una duda: ¿se lo mando solo a Joaquín o se lo mando a todos los que estábamos en la reunión? Juraría que he dicho que se lo mandaría a todos, pero al finalizar Joaquín nos ha dicho: «Quedo a la espera de que me mandéis los documentos». ¿Ahora qué hago? Si se lo mando solo a él y solo lo comparte con Jaime, me dará mucha rabia. Pero si se lo mando a todos, ¿se lo va a tomar mal? ¿Me preocupa que se lo tome mal? No. ¿Me preocupa que mis compañeros no lo vean? Sí. Pues ya está: se lo mando a todos y que sea lo que tenga que ser. ¡Es que me hace mucha ilusión que lo vean! Aunque luego se haga lo que diga Jaime y lo mío quede en el olvido... Enviar. Y se lo reenvío a Carla para que lo vea también. Me manda un mensaje enseguida.

Qué lista y elegante has sido añadiendo la propuesta en la que se comparten los donativos con la entidad que ha elegido el mimado. ¡Ole tú!

No tengo muy claro si eso es de lista o de tonta, pero al final he añadido una segunda propuesta, no sin antes estudiar todos los proyectos de Ayudando, en la que son compatibles las dos ideas.

Pasados unos minutos recibo un correo de Joaquín con un simple «Muchas gracias por tu aportación, Lucía. Lo valoraremos», con copia a *putoJaime*.

Me llega un correo del CSMA (Centro de Salud Mental de Adultos) con el asunto «Reprogramación de citación». Me han cambiado la hora de mi cita trimestral el próximo lunes de las 10.45 horas a las 14.15 horas. Pues, oye, casi mejor, así no tengo que excusarme en el trabajo. Cambio la hora en mi agenda.

En el grupo de apoyo los CSMA son un tema recurrente, por la falta de atención para personas con un perfil como el nuestro. Y cuando hablo con Marta me explica las barbaridades que sufren con Alberto también. La queja en el grupo suele ser la sensación de abandono por no parecerles «lo suficientemente autistas» o por ser demasiado «funcionales». Incluso por tener criterio propio a la hora de tomar decisiones sobre la medicación que nos proponen. Por suerte, yo no puedo opinar en este sentido. No tengo ninguna queja con mi psiquiatra del CSMA. Todo lo contrario, me sorprendió muy positivamente desde el primer día. Mis compañeros me advirtieron que, muy posiblemente, me encontraría con alguien que me atendería cada tres o seis meses en una cita de no más de treinta minutos y que su único objetivo sería medicarme. Mi psiquiatra, de momento, me dedica una hora cada dos o tres meses y estoy encantada. Me pregunta cosas y me escucha, o eso creo desde la ingenuidad que dicen que me caracteriza. La verdad es que me siento acompañada y no tengo ninguna queja por mi parte.

Yo: ¿Estás en casa?

Guille: Sí.

Yo: ¿Tienes un ratito para mí? (emoji carita de pena con ojos llorosos)

Guille: ¿Voy o vienes?

Yo: Ven tú y trae una bolsa de patatas fritas si tienes.

(emoji porfi) (emoji que escupe corazones)

Me conoce tan bien que me ha traído una bolsa de patatas fritas de esas finas superdobladas y unas olivas rellenas de anchoa. Le explico mi situación en la empresa y espero que me diga que ni se me ocurra dejar el trabajo para montarme algo por mi cuenta. Él es arquitecto *freelance* y siempre reniega de la vida del autónomo. Aun así, siempre me ha dado envidia verle trabajar desde casa y organizarse sin que nadie le diga cómo y cuándo hacer las cosas.

—¿Me lo estás preguntando o me lo estás contando? Hermanita, pocas veces te he visto tan ilusionada.

Yo tenía la esperanza de que Guille me bajara un poco de las nubes, que me diera un baño de realidad y me convenciera de que quedarme en la empresa es la mejor opción. Lejos de esto, ahora estamos los dos fantaseando como cuando éramos niños y escribíamos la carta de los Reyes Magos. No solo me anima a seguir adelante con mis ideas, sino que, encima, me confiesa que él también está pensando en crecer, lanzarse a crear un pequeño estudio y contratar a algunas personas.

Seguiremos madurando nuestras respectivas ideas e intentaré frenar un poco mi hiperfoco con el tema. Esto último será complicado, no me voy a engañar a mí misma a estas alturas de la vida.

Se lo cuento a Nico por teléfono y también le parece una magnífica idea. Ya no sé dónde buscar un poco de cordura. Yo creo que es muy loco hacer un cambio tan bestia, pero a la vez me atrae infinito hacerlo. En realidad, lo que busco es aceptación mientras simulo buscar a alguien que me diga que estoy loca. Y si me dicen que estoy loca, es posible que también me parezca bien.

Llevo unas cinco listas de pros y contras. Siempre ganan los pros. He hecho un excel con todo lo que podría ofrecer, otro con un estudio de mercado, otro con los gastos que me supondría... Estoy en pleno ataque de *excelitis* aguda.

No sé para qué me compro ropa diferente si siempre me acabo vistiendo igual. Encima, llegaré tarde por culpa de intentar innovar con un modelito nuevo. Tras dejar medio armario amontonado encima de la cama, cuando ya estaba en la calle he vuelto a casa para ponerme lo de siempre.

Sofía: Llego justa, ¡perdón!

Menos mal que no soy la única. Sofía suele llegar tarde e Isabela debe de estar tomando un vino en el bar de al lado del teatro, así que no hace falta que cunda el pánico. Odio la impuntualidad y, por algún problema extraño que tengo con la gestión del tiempo, siempre llego exageradamente pronto o tarde y agobiada. Conozco a gente que siempre llega tarde y no les supone ningún tipo de preocupación. A mí, sí.

Esta noche vamos a ver *El MonoloGlo*, un monólogo de una mujer autista que tiene una habilidad extraordinaria para hacer juegos de palabras con un sentido del humor increíble. Nos ha costado conseguir las entradas. En primer lugar, porque estaban totalmente agotadas y tuvimos que esperar a que se abrieran nuevas fechas. Lo está petando. Y segundo, porque, seamos realistas, tenemos nuestras preferencias y necesidades con la ubicación de las butacas. No nos suelen creer cuando lo comentamos, pero la buena accesibilidad de un espacio va mucho más allá de una rampa, un ascensor y unos baños adaptados.

¡Por fin! Ya estamos las tres sentadas y emocionadas. Sofía con sus aplausitos, Isabela haciendo muecas y yo aleteando al ritmo de ¡wiii! ¡Empieza!

La hora de duración del monólogo se nos ha pasado volando. ¡Mááás, queremos mááás! El sentido del humor de esta mujer es sublime. ¡Es un humor tan nuestro, tan neurodivergente! Creo que las tres la hemos sentido como una presidenta más. Me ha parecido magistral la manera tan sutil con la que ha dejado caer mensajes muy importantes sobre el autismo que seguro que han calado entre el público.

Nos apetecía conocerla para darle las gracias y tener un momento fan con ella, pero hemos desistido. Si nos pusiéramos en su lugar, lo último que nos apetecería, tras semejante desgaste de energía, sería socializar con más gente al salir del teatro. Además, tenemos hambre y queremos ir a cenar algo. Hemos decidido que lo mejor será escribirle a través de redes sociales y recomendar esta maravilla a todo el mundo.

Entre esto y el subidón que llevo con lo del trabajo, me siento muy bien ahora mismo. ¡Me lo merezco! ¡Nos lo merecemos!

Hoy quería ir a clase de pilates antes de entrar al trabajo, pero no lo he logrado. Me había mentalizado de, por lo menos, probarlo una vez a primera hora. Sin embargo, ducharme en el vestuario del gimnasio me echa para atrás. Es superior a mis fuerzas tener que ducharme en un sitio compartido con gente, por muy limpio que esté. No, no y no. Además, la propiedad conmutativa sí se altera en este caso con el resultado de mis rutinas.

Aprovecho que he madrugado más de lo habitual para ir andando al trabajo y disfruto de esa primera hora *tranquimolona* en la oficina.

—Eh, Lucía, he estado superliado con temas importantes y ahora he podido leer tu correo sobre los donativos. Se te olvidó poner un apartado con la repercusión que tendría cada propuesta.

—Hola, Jaime. —No me molesto ni en mirarlo igual que tampoco se ha molestado él en mirar si me interrumpía—. Esa parte la he dejado para ti, que seguro que se te da supergenial. —Sigo tecleando inmutable.

Hala, a tomar viento. Y si es en forma de huracán, mejor.

Hoy no es día de interrupciones. Tengo la cita trimestral con mi psiquiatra del CSMA, y antes de ir me gustaría pasar los gastos de octubre al Departamento Financiero. Este mes voy pelada, entre cumples, cenas y ropa.

Antes de seguir con mis tareas, entro en la página web de La Meva Salut para descargar un informe. No quiero que se me olvide llevárselo a mi psiquiatra con mis comentarios incorporados. Ya que estoy, verifico que la fecha y la hora de la cita coincidan con lo que tengo apuntado en la agenda. Qué raro, me sale el nombre de otro psiquiatra en la web. Busco el correo para revisar si se me pasó algo por alto al leerlo.

Este correo es un aviso automático de la cita concertada en el Hospital Clínic.

La cita que tenía concertada en el Hospital Clínic el 11 de noviembre de 2024 a las 10.45 horas se ha trasladado al día especificado en el volante adjunto:

```
Nombre:     LUCÍA CASALS MIRÓ
Día cita:   11.11.2024
Hora cita:  14.15
Ubicación:  CONSULTA EXTERNA CLÍNIC
            C/ Óllessor, 41
```

En el correo no sale el nombre del profesional. Escribo un mail para preguntar si hay algún error y confirmar que mi cita es correcta a las 14.15 horas con mi psiquiatra, el doctor Cabezas. Pocos minutos más tarde me contestan confirmando que sí, que es correcta, pero con la doctora Melás. Llamo presa del pánico, pero no logro que me cojan el teléfono. *¡Cagüenmimalasuerte!* La atención telefónica es de 9.00 a 11.00 y ya son las 11.45. ¿Ahora qué hago? ¿Será un error? ¿Le habrá pasado algo a mi psiquiatra? Mando un SOS a «Miss presidentas». Sofía enseguida me responde. Me dice que, posiblemente, el mío está de vacaciones. Isabela hace una aportación algo más negativa y me dice que ella dejó de ir al CSMA porque le cambiaban de psiquiatra cada dos por tres. Que se cansó de ir explicando sus mierdas, palabras textuales suyas, desde cero cada vez que iba. ¡Me va a dar algo! El vínculo que se crea con un buen terapeuta es sagrado para mí. Y me cuesta horrores abrirme y explicar mis cosas. Ya estoy como una loca *futureando* la peor de las catástrofes.

Intento seguir trabajando, pero el rebelde de mi cerebro, las neuronas, o lo que sea, están ahí, focalizados en la dichosa cita. Ahora mismo es como si tuviera un disco rayado en mi cabeza, atascado en el estribillo de una canción pegadiza, que no se detiene y no me deja hacer nada. Miro por la ventana para ver si me distrae alguna nube molona. Nada de nada, el cielo está más despejado que yo a la hora de irme a dormir.

Las dos horas que faltaban para la cita se me han hecho eternas, pero por fin estoy en el CSMA. Contemplo fijamente la pantalla a la espera de que salga mi número y poder resolver este embrollo.

—¿Señora Lucía Casals? —¡Ay, qué susto! ¿La pantalla tiene voz? Ah, no, ha venido una señora a por mí.

En el pasillo, de camino a la consulta, se presenta como la doctora Melás y me explica que durante los próximos dos años me atenderá ella, mientras dure la beca de investigación que le han dado al doctor Cabezas. Dejo de escuchar. Mi cerebro intenta asimilar mucha información y muy importante en poco tiempo.

Entramos en la consulta. ¡Ni siquiera es en la que me solía atender el doctor Cabezas! La doctora Melás revisa mis datos en el ordenador y confirma que la medicación que estoy tomando es la que sale en mi historial. Me pregunta si los fármacos me están yendo bien, le digo que no lo sé y me contesta un «Perfecto, nos vemos en seis meses». La cita ha durado la friolera de seis minutos, incluido el trayecto del pasillo. Salgo del centro y me siento en un banco. ¿Qué acaba de pasar ahí dentro? Estoy a punto de cortocircuitar. ¿Mi psiquiatra, en el que tanto confío, me ha dejado así, sin más, sin siquiera decírmelo, sin despedirse? ¿Esta señora me ha atendido por pura obligación? ¿Lo que me ofrece la Seguridad Social, a partir de ahora, son seis minutos de desatención cada seis meses? Me levanto, vuelvo a entrar en el centro y voy al mostrador para que me confirmen lo que me ha dicho la doctora Melasudas o como se llame.

—No sabemos cuánto tiempo estará ausente el doctor Cabezas ni si usted podrá volver con él. La única información que tenemos es que, debido al proyecto de investigación en el que está trabajando, ha tenido que reducir las horas que dedicaba a pasar consulta y se ha quedado con muy pocos pacientes.

—¿Y no puedo solicitar seguir con él?

—No, él ha seleccionado unos pocos casos muy concretos.

Salgo de allí como si me persiguiera el demonio. Empiezo a andar deprisa, sin rumbo. A la sensación de abandono que sentía hace unos minutos al salir de la consulta, se suma una sensación muy fuerte de rechazo. Confiaba en el doctor Cabezas. Le había explicado todas mis intimidades, mis miedos, mis sentires. No solo no me ha elegido, sino que ni siquiera se ha despedido de mí, ni me ha explicado el porqué, ni me ha anticipado nada. ¡Me siento muy frustrada! Me siento boba y tonta por ser tan ingenua que hasta me engaña un psiquiatra, haciéndome creer que le importaba mi salud mental. ¿Para esta gente soy solo un número? Claro, al fin y al cabo soy una más de su jornada laboral. Y a la nueva... Al final voy a tener que darle las gracias. Por lo menos no ha fingido y me ha dejado claro, sin ningún disimulo, que le importa un rábano mi salud mental.

Antes de subir a la oficina, voy con Carla a comer algo rápido y explicarle mi visita de *mierder*.

Esta mujer siempre encuentra las palabras para ayudarme a calmarme, por lo menos unas horas. Por la tarde noche ya me volveré a cabrear, cuando hagamos una sesión de *insultoterapia* online con mis presidentas. Pero ahora lo que necesito es un parche rápido para aguantar un par de horas más en Jaimitolandia.

Carla me cuenta que una amiga suya trabaja en un CSMA y le explica auténticas burradas sobre la cantidad de pacientes que les obligan a atender en pocas horas. Que muchos profesionales se queman, hasta el punto de convertirse en meros suministradores de drogas legales por falta de tiempo para atender en condiciones a sus pacientes. Entiendo que es una putada trabajar así, pero al final todo repercute en el cuidado de la salud mental y física de los pacientes.

—Pero, Carla, si tan mal están allí, pueden buscar otras opciones en el sector privado, ¿no? El cuidado de la salud mental es una responsabilidad muy grande.

—No es tan sencillo, Lucía.

Lo dice en un tono tan cuqui que es imposible que me enfade con ella, aunque sea la típica frase que huele a rancio.

—Quiero decir que tienes razón con tu enfado —me aclara Carla—, pero también deberíamos conocer lo que ocurre allí dentro. Todo esto te lo cuento solo para que no te lo tomes como algo personal. Eres una víctima del sistema. No te culpes ni te responsabilices de cosas con las que no debes cargar.

—La culpa es de quien me trata mal, sí.

—No sé si te das cuenta, pero te estás culpando continuamente de que esto te pasa por ser una ingenua y una tonta, por confiar en ellos y por otras cosas más con las que no estoy para nada de acuerdo. ¿Sabes lo que te quiero decir?

—Sí, perdona. Pero es que ya sabes... Exploto, se me llevan los demonios y no rijo.

—Manuel, ¿quedan torrijas? Necesitamos un par para celebrar que somos estupendas, a pesar de que los problemas nos estén intentando invadir por todos lados.

Y con la torrija, literal y emocional, que me he comido, vuelvo a la oficina. Cruzo los dedos para que sean un par de horas tranquilas hasta la hora de marcharme. Tal y como estoy, podría colapsar y tener una explosión sensorial a lo grande en cualquier momento.

Uy, ha entrado un correo de Joaquín. Lo abro mientras tarareo la BSO de *Misión Imposible*: ¡pam, pam, pam, pam, pam, pam!

```
Asunto: Donativo Navidad

Queridos todos:
    Os comunico que, una vez recibidas todas
las candidaturas de entidades beneficiarias del
donativo de Navidad, finalmente nos hemos de-
cantado por Ayudando, la entidad con la que
había establecido contacto vuestro compañero
Jaime Escalante y con quienes ya nos habíamos
comprometido. Agradecemos mucho vuestro entu-
siasmo y las magníficas propuestas que nos ha-
béis mandado. Las tendremos muy en cuenta para
próximas ocasiones.
    Lucía, Jaime te facilitará los datos de la
persona de contacto de Ayudando para que pue-
das coordinarte en la organización del dona-
tivo, comunicación, etc.
    Atentamente,
    Joaquín Castillo
```

Se lo reenvío a Carla acompañado del texto «¡Que sean diez torrijas más!».

Mi cerebro empieza a analizar palabra por palabra:

- «¿Todas las candidaturas?» Pero si fui la única que propuso algo.
- «Nos hemos decantado.» ¿Quienes? ¿Él y su lameculos?
- «Con quienes ya nos habíamos comprometido.» ¿Alguien me explica por qué *recojonísimos* me dan bola para que redacte ese documento si ya estaba más que decidido?

Dejo que mi impulsividad responda al correo:

> Buenas tardes, Joaquín:
>
> Agradezco mucho tu consideración, pero al tratarse de algo tan especial y personal para nuestro compañero Jaime, creo que sería positivo que lo pudiera seguir gestionando él mismo.
>
> Por mi parte estaré encantada de ayudar en cuanto sea necesario.
>
> Saludos,
>
> Lucía

Dedico el resto de la jornada de trabajo a avanzar en mi plan de huida de esta empresa. Y no, no tengo remordimientos por hacerlo en horas de trabajo. Me lo tomo como compensación por dedicar mi tiempo personal a redactar ese documento cuando ya habían tomado una decisión.

Aprovecho que han aparecido unas nubes espectaculares para dar un paseo hasta casa, y así me regulo un poco. ¡Porque, madre mía, el día que he tenido hoy!

> Noa: Tía, no te olvides de que hoy vamos a la biblio nueva.

¡Es verdad! Le dije a Noa que la acompañaría a una biblioteca nueva que han abierto cerca de casa.

> Yo: OK. En cinco minutos baja al portal. ¿Guille también viene?
> Noa: Nooo (emoji prohibición), que papi se pone a opinar sobre la arquitectura del sitio y es muy plasta.
> Yo: Pobrecito mi cerebrito Guille, no seas mala con él. (emoji de pena)
> Noa: Voy bajando ya.

La biblioteca está genial y creo que me vendrá bien para quitarme el mal recuerdo que tengo de la biblio de la universidad. Me ponía de los nervios ese sitio aparentemente silencioso pero lleno de ruidos del ambiente. Me era imposible concentrarme. Estaba totalmente pendiente del ruido de mis tripas, de las tripas de los demás, de un estornudo, de los pasos de alguien, de una persona que susurraba, de un pájaro que cantaba en los jardines de al lado, de la bocina de un coche... Siempre digo que lo mío es el silencio acompañado de algún «ruido» que elija yo; normalmente suele ser música, para tapar los otros ruiditos del entorno. La de broncas que había tenido con mamá porque yo quería estudiar con la música puesta y ella me decía que así era imposible que pudiera concentrarme. Con el tiempo le demostré que estudiar con música era más que compatible con sacar buenas notas. Guille, en cambio, necesitaba un silencio sepulcral. Eso dificultaba un poco la convivencia a la hora de estudiar.

Tras dar una vuelta por la biblioteca, Noa le pregunta a la chica que está en el mostrador si está la mamá de Xavier. ¿¿¿Perdona???

—¿Noa? ¿Me explicas a quién hemos venido a visitar? Porque, que yo sepa, veníamos a ver la biblioteca.

—A la mamá de Xavier.

—Vale, gracias. ¿Me explicas quién es Xavier?

—Un niño que también hace terapia con Gael —responde Noa con naturalidad—. Hace poco nos presentó, porque a Xavier le gustan mucho los insectos y las plantas, como a mí. Tiene doce años y cumplirá trece en diciembre, el día 13. Crece, crece, crece, ¡ja, ja, ja! Es el segundo más pequeño de su clase. También le gustan mucho los libros y la música. De mayor quiere ser editor, músico, artista y domador de saltamontes. Lo último yo creo que lo dice un poco de broma, pero a mí me parece muy chuli. Y también es neurodivergente.

—Ajá... —Me queda claro.

Enseguida aparece Mabel, la tan esperada mamá de Xavier. Es la directora de la biblioteca. Con solo un par de minutos hablando con ella, afirmaría que Mabel podría ser perfectamente una presidenta más. No tengo pruebas, pero tampoco dudas de que es de las nuestras. Pero no seré yo quien se lo diga. Por lo menos hoy. Xavier no ha venido porque está enfermo, pero hemos acordado que cada lunes quedarán allí para hacer los deberes y compartir lecturas. Me parece un planazo. Aunque intuyo que algún lunes querrán ir a ver los bichitos que tiene Noa en su casa y observarlos a través del microscopio.

Reconozco que Gael ha estado muy pero que muy fino con esto. Poder compartir superintereses con alguien me parece la leche, y puede ser el inicio de una bonita e intensa amistad.

Compramos unas castañas asadas y las devoramos antes de llegar a casa y de que Guille nos pegue la bronca por comer antes de cenar.

Juani está en la entrada, acompañada por otra mujer. Cuando me ven, vienen hacia mí.

—Luci, nena —me dice un poco apurada—, esta señora vive en el edificio de al lado. Dice que hay un viejo verde que le dice piropos muy vulgares cuando sale a tender la ropa. Y cree que viene de nuestro edificio.

—¡Qué fuerte! ¿De nuestro edificio? ¿En serio? ¿Quién es? —Se me activa la *neurotilla*, mi neurona más cotilla.

—Tía, ¿qué son «piropos vulgares»?

—Pues... como si alguien te quisiera decir que le pareces muy guapa y usara eso tan feo del trece para decírtelo.

—Siento las molestias, mi nombre es Rita y vivo en el tercero A del número diez.

—*Pos* es que no sé, porque su casa está a la altura del terrado y allí solo estoy yo —responde la Juani—. Y yo no hago estas cosas. De verdad, señora, que yo no digo esas cosas.

—No, mujer, si ya sé que usted no puede ser. Pero si pudieran preguntar si alguien más lo oye, o si han tenido problemas también, se lo agradeceré. —La pobre parece realmente apurada—. Les dejo mi número de teléfono, por si se enteran de algo. Yo iré ahora a preguntar al edificio de enfrente, por si acaso. Pero es raro, porque parece que venga de este edificio.

—De acuerdo, así lo haremos. Y siento mucho que tengas que pasar ese mal rato cada vez que sales a tender la ropa. Debe de ser muy desagradable. —Yo me muero si me pasa eso.

¡Mecagüenyo! Al decir lo de tender la ropa, me acuerdo de que puse una lavadora hace dos días. Y a no ser que la ropa se haya tendido sola, debo de tener una convención de arrugas esperándome en el tambor. Vuelvo a poner la lavadora con un programa rápido para intentar que desaparezca alguna arruga y tenderla cuando termine.

—Alexa, sacar la ropa de la lavadora dentro de treinta y tres minutos.

—Temporizador sacar la ropa de la lavadora dentro de treinta y tres minutos empieza ahora.

—Gracias, maja.

Mientras espero a que termine la colada, decido cocinar algo para cenar. Tras unos minutos contemplando la despensa para ver con qué me inspiro, decido abrir un brick de sopa y la pongo a hervir con unos poquitos fideos. Ojo, que tras esta elaboración tan sofisticada igual me puedo autodenominar Lucía Adrià a partir de ahora. ¡Ja, ja, ja! Me río sola. Mientras, aprovecho para cambiar el edredón de verano por el de invierno. Me hace ilusión guardar el fino que uso en verano y poner el grueso y pesado de invierno. A mis amigos siempre les ha sorprendido que duerma todo el año tapada, a ser posible, con edredón. A mí me sorprende que ellos puedan dormir destapados o solo con una sábana. Yo necesito sentir el peso.

Tras quince minutos peleando con la funda y el edredón, Alexa me avisa: «Piiip-piiip, el temporizador sacar la ropa de la lavadora ha terminado, piiiiip-piiiiiip». Dejo el edredón a medias para tender la ropa lo antes posible y al salir de la habitación noto un olor a chamusquina que viene de la cocina... ¡Nooo! No puede ser. Se me ha quemado la sopa. Repito: se me ha quemado la sopa. Los fideos que había echado para darle algo de alegría a mi supuesta cena medio sana ahora son una masa compacta negra, pegada en el fondo de la olla. Y no en plan *socarrat*, sino más bien *soquemat*. Le echo agua para que «eso» se vaya despegando. Pongo a hervir más sopa en otro cazo y le pido a Alexa que me avise en diez minutos. No me gustaría repetir la receta de sopa a la *churrusqué*.

Me pongo a ver vídeos de gatitos graciosos para relajarme un poco de tanto ajetreo. Esta vez lo logro y ceno mientras veo un capítulo soporífero de la serie de turno. Me voy a la cama y... ¡Vaya! Al final se ha vuelto a quedar la ropa en la lavadora y el edredón sin la funda puesta. No, si al final tendrá razón Irene y debería mirarme lo del TDAH.

Cada vez salgo más feliz de la clase de pilates. Además, he descubierto que es una gran manera de lograr que mi cerebro pare un rato. Estoy tan concentrada en no romperme la crisma con las posturas y seguir las instrucciones de la profesora que desconecto de todas las historias que rondan por mi cabecita. Se parece un poco a ese interruptor que me gustaría tener para apagar mi cerebro a ratos.

Llaman al *infierfono*. Qué raro... Si acabo de ver a la Juani hace nada cuando he vuelto de pilates. Y cuando está ella, nadie llama.

—Luci, nena, baja un momento, que han venido los Mossos.

¿¿¿La policía??? Bajo cual rayo. Vamos, si les digo que me he teletransportado se lo creen por la velocidad con la que he aparecido.

Vienen por las quejas de la vecina, que dice que se siente acosada por alguien presuntamente de esta escalera. Acaban de estar en el otro edificio y no parece que pueda ser allí. Nos piden permiso para subir a la azotea y los acompañamos. Allí podemos ver a la vecina y su tendedero. Le han pedido que salga para comprobar desde dónde se la puede ver y en ese momento se oye: «Jacaaa, que no pase hambre ese culito, ¡zorra!», y se hace el silencio.

—¡Rufiii, me cago en *to* los *güevos* que puso tu madre! —La Juani empieza a recitar un despliegue de improperios a cuál más maravilloso.

—Pero... ¿usted no nos ha dicho que vivía sola?

A mí me empieza a entrar un ataque de risa del nivel *memeoencima*.

—Vivo con el Rufi, mi loro.

—Entonces, ¿me confirma usted que eso que se ha oído lo ha dicho su loro? —Parece que el policía no deja de asombrarse con su profesión.

—Sí, es que lo adopté, pero antes había vivido muchos años en un bar de un polígono y se le pegó *to* lo malo. Tengo un loro poligonero.

El mosso más jovencito anota todo mientras hace esfuerzos sobrehumanos para no reírse.

—De acuerdo, señora, ahora informamos a la denunciante. Pero usted cambie al loro de ubicación para que no siga incomodando a la vecina.

Y tras una jornada de *mierder*, va el loro poligonero y me alegra el día.

Sofía: Mis chicas, ¿nos tomamos un cafetito antes de la conferencia de esta tarde?

Isabela: ¿Qué conferencia?

Yo: La de los TCA y el autismo, ¿no?

Isabela: ¿Los qué?

Sofía: Trastornos de la conducta alimentaria y la relación que tienen con el autismo. Creo que hoy es el día internacional de la lucha contra los trastornos alimentarios.

Isabela: Ay, pues sí, ahora veo que lo tenía en el calendario. (emoji risa) (emoji loco)

Sofía: Si queréis os paso a buscar con el coche.

Yo: Oki.

La conferencia ha sido de lo más interesante, aunque la iluminación del sitio casi nos hace explotar la cabeza a la mitad de los asistentes. Suerte que llevaba gafas de sol, porque, si no, no hubiera aguantado.

Me he quedado alucinada con los datos que nos han dado. Si no lo he entendido mal, se estima que un treinta y cinco por ciento de las personas con un TCA son autistas sin diagnosticar. ¡Qué barbaridad!

Íbamos a la conferencia principalmente por Sofía. Ella de adolescente estuvo internada durante unos meses en un centro para tratar la anorexia y la hemos acompañado por si se quedaba tocada tras la charla, pero creo que ha sido todo lo contrario. Para ella ha resultado muy liberador y sanador escuchar todo lo que se ha contado. La que sí ha salido tocada he sido yo, y mucho. Muchísimo. No era consciente de mi relación con la comida y con mi cuerpo hasta esta tarde.

Diciembre

Empieza la cuenta atrás para los encuentros familiares y agotadores de Navidad. Este año tengo ganas de que lleguen porque mamá nos ha dicho que hará una pausa de su gira casi mundial para estar con nosotros. Yo le he contestado que tengo ganas de verla, pero que por mi parte no hace falta que fuerce las fechas para que coincidan con esos días. Si pudiera, una servidora desaparecería durante todas las fiestas. A Noa y a Guille, en cambio, les encanta la Navidad y les hace una ilusión tremenda que estemos juntos. Les gusta tanto que hasta me logran contagiar su espíritu navideño a ratitos. Demasiado rato me empalaga, eso sí.

Hoy Noa sale un poco más tarde de terapia. Como es tradición, las semanas previas ha estado preparando y repartiendo calendarios de adviento y le faltaba montar el de Gael y el resto del equipo. Este año el tema son las plantas insectívoras y el calendario consiste en veinticuatro sobres en los que cada día encuentras cosas como curiosidades, *tips*, dibujos, manualidades, bombones o caramelos, y todo relacionado con el tema elegido, por supuesto. El año pasado la temática fueron los gusanos y casi me muero, aunque la verdad es que siempre es interesante aprender cosas con Noa. Tras un buen rato la convenzo de que está todo perfecto y nos tenemos que ir porque la Juani nos está esperando para montar el árbol y decorar la portería. Creo que hoy me va a dar una sobredosis de Navidad.

Al salir casi me doy de bruces con un adolescente guaperas.

—¡Hola, Lucía!

Pasan unos segundos mientras mi cerebro hace un repaso de las caras conocidas que tiene registradas. Alguna debería encajar con esa voz.

—Soy Oliver, el hijo de Isabela. —Es evidente que se ha dado cuenta de mi dificultad para reconocer las caras.

—¡¡¡Ayyy, Oli!!! Pero... ¡¿cómo has podido cambiar tantísimo en tan poco tiempo?! —Era imposible que mi cerebro lo fuera a reconocer por su nueva voz—. ¿Qué haces por aquí?

—Tengo terapia con Gael. Por cierto, muchas gracias por recomendárselo a mi madre, me está ayudando mucho.

—¡Ayyy! —Pongo caras de esas que a Noa le parecen *recuquigraciosas*—. ¿Te puedo dar un abrazo?

—¡Claro! —Le abrazo a ritmo de wiii.

Me despido de Oli y nos vamos corriendo para casa. La Juani ya nos ha mandado varios mensajes de «Nenas, ¿¿¿andestáis???».

Venga, vamos a por el *second round* de la tarde y este viene acompañado de villancicos que nos pone la Juani. Desde que le regalamos el altavoz para sustituir esa radio prehistórica que tenía, va con él por toda la finca. Ahora mismo nos está deleitando con su magnífico *auanauishu a merricrismas* de José Feliciano, con pandereta incluida. Esto es una prueba de resistencia potente para mi sistema auditivo y mi cabeza en general.

Llega Guille, el otro flipado de la Navidad. Ahora ya podría irme a casa sin que notaran mi ausencia, pero el día que montamos el árbol hay un aliciente que hace que me quede hasta el final. La Juani prepara croquetas y empanadillas que devoramos juntos al terminar el cometido navideño. Me siento en la silla que tiene la Juani en la portería y les saco fotos mientras decoran el árbol. Guille, que siempre ha sido muy graciosillo conmigo, me cuelga una guirnalda del cuello y me pone dos bolas a modo de pendientes. Cuando terminan, no sin antes discutir sobre la distribución correcta y cantidad suficiente de bolas, guirnaldas y resto de complementos, Noa decide que este año cenamos en mi casa. Quiere aprovechar para decorarla «un poquito» y montar mi calendario de adviento. Además, hoy es martes y, aunque no habrá sushi, dice que toca cenar en mi casa. No voy a ser yo quien le lleve la contraria. Subimos a casa, la Juani trae la mercancía por la que llevo días salivando y... soy feliz.

Cuando se van, me quedo un rato reflexionando: ¿por qué le tengo tanta manía a la Navidad? Cuando pienso en las navidades de mi infancia en casa de mamá, me vienen buenos recuerdos. Siempre nos organizaba juegos para encontrar los regalos y hacíamos un montón de actividades juntos durante las vacaciones. Pero a la vez me invade un sentimiento de tristeza muy grande, acompañado de ansiedad, cuando recuerdo esas comidas de Navidad con la familia materna. Tenía que acudir vestida como una pepona, con vestidos llenos de costuras que cada vez que me rozaban la piel era como si alguien me estuviera lijando, a conjunto con una rebequita de lana que me picaba en los brazos como una mala cosa, con calcetines de perlé que me asfixiaban los tobillos, las manoletinas nuevas con las que no podía andar bien y las horquillas del pelo que parecía que me iban a perforar el cráneo. Por suerte, en este sentido, mamá era bastante permisiva y enseguida me dejó vestir como quisiera, sobre todo al ver cómo me ponía cada vez que tocaba enfundarme el disfraz de Navidad. Pero a la tía Elvira le parecía que esto era de muy mala educación. Le reprochaba a mi madre que nos estaba malcriando y consintiendo demasiado, y, no contenta con esto, terminaba con aquello de que, claro, qué podían esperar de una mujer sola con dos niños que carecían de una figura paterna. Qué hostia a mano abierta tenía, y sigue teniendo, la señora.

Para rematar, recuerdo las miradas de *penasco* hacia nosotros de todos ellos.

No quepo en mí de la ilusión. Ironía. Finalmente han decidido que este año volveremos a hacer el amigo invisible en la empresa. La diferencia es que lo haremos por departamentos, para que sea más personal, dicen. Yo no sé de dónde le nace a la gente esa afición de coleccionar pongos. Tengo que confesar que, la última vez, yo regalé lo que me habían regalado a mí el año anterior. Puse en práctica la economía circular, algo muy necesario para la prevención del cambio climático, oye.

Nos indican por mail que recibiremos un SMS a última hora de la tarde con el nombre del agraciado.

¡Ay! Hablando de pongos, ahora que lo pienso, debería hablar con la compañera de Recursos Humanos para el tema de los reconocimientos de las personas que se jubilan. Estoy intentando que modernicen un poco ese regalo tan pasado de moda: una pluma carísima con el logo de la empresa y el nombre del futuro jubilado. Además, un pongo personalizado no es nada práctico porque no puedes darle otra vida en un hogar donde le quieran más.

De momento lo que sí han aceptado y ya he mandado a imprenta son unos libros de dedicatorias con un diseño minimalista y actual, para que sus compañeros, excompañeros, clientes y proveedores puedan escribirles unas líneas. Eso siempre hace ilusión. Y ahí pueden poner el logo donde quieran y a todo color. En cuanto al regalo, debo de ser muy sosa, aunque según Carla lo que soy es práctica, pero creo que lo que necesita la gente es dinero para gastarlo en lo que les dé la real gana. Como eso es imposible en esta empresa, he sugerido que les regalen cosas como una experiencia gastronómica o una tarjeta regalo de una agencia de viajes.

Me avisan desde recepción de que las visitas ya están aquí. Hoy tengo premio gordo: reunión con Jaime para conocer a las personas de la ONG que él impuso por sus bemoles. Llego unos minutos tarde y me encuentro con que el *señorego* ha empezado sin mí. Parece que el mundo solo puede esperar cuando falta él.

—Bueno, pues ahora sí, ya estamos todos. Como les estaba diciendo, Lucía es una excelente profesional con la que se sentirán como en casa. —Pero ¿qué dice el payaso este?

—Encantada, Lucía. Nos conocemos de algo, ¿verdad? —Me suena su cara, pero creo que no voy a ser capaz de ubicarla.

—Sí... Y tú eres... —Sé perfectamente que no me va a salir su nombre.

—Bueno, ya nos acordaremos.

Proseguimos con la reunión, que resulta ser un peñazo de lo más institucional que hemos resuelto en poco más de veinte minutos, porque Jaime tenía que irse corriendo a salvar el mundo o el universo entero.

—¡Ah, espera! Creo que ya lo sé —dice de pronto la representante de la ONG—. ¿Tú vives en un edificio en el que hay un loro?...

—¡Ay, calla! ¡Eres la vecina a la que incordiaba Rufi! —Me entra la risa tonta, recordando la historia.

—Oye, pues, si vas para casa, podemos volver juntas —me propone.

Lo que iba a ser un paseo con una conversación sobre loros charlatanes se convierte en una rajada monumental en torno a Jaime. Le cuento a Rita la movida que tuve con él con respecto a las entidades y le confieso que me asqueaba tener que asistir a esa reunión, y que sugerí que se encargara él solito de todo esto.

—Pues me vas a tener que perdonar, pero esto ha sido culpa mía —confiesa Rita entre risas.

Parece que tanto ella como su jefe no lo soportan, e insistieron para que llevara el tema otra persona, con la excusa de que él ya tiene mucho trabajo.

Imagino que, como suele hacer el campeón, les vendió lo importante que es él en la empresa y todos los millones de responsabilidades que tiene, y eso mismo les vino como anillo al dedo para convencerlo de que de esas pequeñeces era mejor que se ocupase otra persona.

—Es el típico cantamañanas bocachancla. Vamos, un fantasma que no hay por donde cogerlo. Pero como la solicitud nos llegó desde arriba para que le atendiéramos personalmente los responsables del departamento, pues nos ha caído el muerto. Parece que sus padres son amigos de uno de los peces gordos, y ya sabes cómo funcionan esas cosas. —Rita se ha quedado más a gusto que yo.

Madre mía, cuánto salseo para el desayuno de mañana con Carla. Además, me reconforta tener la validación externa de que ese tío es idiota y cae mal a más gente.

Veo a la Juani hablando con unos señores en la puerta de los bajos del edificio.

—Luciiiiii, nena, espera un momento. —No sé quiénes son, pero ellos ya tienen claro que yo me llamo Lucía—. ¿Puedo venir a tu casa cuando *plegue* para que me ayudes a hacer una gestión con el ordenador?

—¡Claro, Juani!

Espero que no sea nada muy complicado, porque el que es bueno con las gestiones es Guille. Yo me atasco con cosas de lo más simple.

Me llega un SMS. Debe de ser el que teníamos que recibir para el amigo invisible. Miro y... ¡No puedo ser una tía con más suerte! Me ha tocado... ¡Jaime! ¡Oy, oy, oy! Creo que es el primer amigo invisible que me hace ilusión y me voy a esmerar más que nunca. El suyo será el pongo más terrorífico de todos. ¡Síííí!

Yo: Presis, empieza la Operación Pongazo. Me ha tocado
Jaime en el amigo invisible. ¡Qué maravilla!
Isabela: Querida, pongo mis neuronas más malignas a tu
entera disposición.
Sofía: ¿Lo dices en serio eso de que te parece una maravilla?
¿O es ironía?

Viene la Juani y me trae unas lentejas como moneda de cambio por ayudarla. Igual que las croquetas, las empanadillas y el bizcocho, las lentejas le salen espectaculares.

Apuro hasta la última cucharada mientras la ayudo a hacer unas gestiones con el ayuntamiento. Y de paso le pregunto quiénes eran esos señores con los que estaba antes. ¡No me lo puedo creer! Resulta que son de la familia Rimbombáñez. Ahora que lo pienso, uno de ellos se parecía un montón a esa especie de querubín macabro que tengo en el patio. El otro señor, en cambio, me ha recordado más bien a una gárgola, pobre hombre.

Mi querida Juani me pone al día de por qué han venido. El local de los bajos lo tienen alquilado como almacén a una empresa y parece que van a dejarlo. En cuanto la Juani se marcha, le mando un audio a Guille y se lo cuento todo. Siempre hemos sentido curiosidad por saber qué aspecto tienen los Rimbombáñez. Guille está más intrigado con ellas porque en la fachada que da a su patio tiene una especie de fresco medio desconchado con la cara de Doña Urraca, la matriarca. Y al lado, una mancha en la que se supone que estaba la cara de Don Pánfilo, el marido. Doña Urraca da miedo y tiene toda la pinta de que en su día debía de repartir alpargatas voladoras por doquier. La verdad es que me recuerda a la bruja de la tía Elvira.

Suena el timbre de mi puerta. Si me quieren matar de un susto, hoy lo van a lograr. Según nuestras normas, de supuesto obligado cumplimento, solo se llama al timbre en caso de urgencia.

—¿Guille? ¿Qué ha pasado? —El corazón me va a mil.

—No te he avisado, pero es una urgencia. ¡Tenemos que hablar con los Rimbombáñez!

—¿Para?

—¡Ay, Lucía! Para el local —dice eufórico.

—¿Para?

—¡Fff, de verdad! ¡Para nuestros proyectos, Lucía!

Pongo cara de emoji sorprendido y mis neuronas se ponen a funcionar como locas, a toda velocidad. ¡¿Cómo no lo había pensado?! No te hagas ilusiones, Lucía; no te hagas ilusiones, Lucía; no te hagas ilusiones, Lucía... Tarde, ya me he hecho ilusiones. Pero es que solo de pensar en tener ese espacio para nuestros proyectos justo debajo de casa... ¿Cómo no me voy a hacer ilusiones? Guille se parte de la risa mientras yo voy de un lado al otro del salón emitiendo todo tipo de sonidos de euforia.

No hay nada como terminar el día en un centro médico. Pero ¿cómo puede haber tanta gente en una sala de espera? Quién me mandaría a mí venir al endocrino. Bueno, me mandó el ginecólogo la semana pasada porque parece que empiezo a tener cosas de señora de mi edad.

Me siento en una silla que queda en un extremo de la hilera. Bien. Hay una luz blanca que viene directa hacia mí y me da la sensación de que me va a perforar los ojos. Mal.

He llegado puntual y ya llevo doce minutos esperando. Mal. Una señora que lleva un perfume empalagoso se sienta a mi lado. ¡Jolín!, en un momento que he quitado el bolso del asiento contiguo para buscar una cosa, la señora ha aposentado su culo a la velocidad de la luz. Empiezo a sentir ansiedad. Mal. Quiero, o más bien necesito, preguntar si queda mucho para que me atiendan. Pero si me levanto seguro que alguien me quita el sitio y no quiero tener que sentarme en medio de todo el meollo. Además, hay cola en el mostrador. Muy mal.

Llevo ya veinticuatro minutos y sigo aquí sentada sin saber qué consulta es la que me toca, cuánta gente hay delante, cuánto rato me queda... ¡Mal, mal, maaal! El señor que tengo enfrente parece que también está molesto con la espera y empieza a resoplar. ¡Qué asco! Dos sillas más a la izquierda una chica da golpecitos con el dedo a su móvil mientras escucha música y ese tac, tac, tac se me mete en la cabeza. Mal. Un niño habla chillando y corre libremente por la sala de espera. MAAAL. No tengo nada en contra de los niños, pero mi cerebro no soporta esa voz chillona. Supongo que es socialmente incorrecto decir que me molesta, pero con un poco de suerte se lo dirá el señor que resopla. Eso estaría bien, pero justo le toca el turno a él. Bien y mal. El niño ahora se pasea con un yogur bebible que, ¡splash!, se le cae al suelo. ¡Ese olor!... Voy a vomitar, qué asco.

Ya han pasado treinta y dos minutos y sigo sin saber cuánta gente tengo delante y cuánto queda. Tengo esos pensamientos en bucle. No puedo hacer nada ni pensar en otra cosa. Muy mal. Se sienta un señor en el sitio del resoplador. Se entretiene en ver el debate de «La isla de los cuernos» con el teléfono, sin auriculares. La situación me supera. Me voy. Total, aunque me atendieran ahora, no serviría de nada. Ya no sé ni a qué venía.

Me pongo la lista «Calma» en los auriculares para intentar regularme un poco. De vuelta, entro en una de esas papelerías que tanto me gustan en las que está todo ordenado por materiales y colores. ¡Qué bien huele este lugar! Le compro a Noa una cajita llena de gomas de borrar con forma de insectos y me voy.

Aprovecho que ya estoy en casa, bastante más calmada, para intentar organizarme. Hace algunos días que he empezado a sentir esa ansiedad pre-Navidad, y cuanto más planificado lo tenga todo, mejor. Apunto en la pizarra de la nevera el calendario de comidas y cenas navideñas:

- 22 de diciembre: llega mamá.
- Nochebuena: casa de Guille (Noa, Guille, mamá y yo. Pend. confirmar Nico y 2 amigos de Guille).
- Navidad: en mi casa (Noa, Guille, mamá, Isabela, Oli y yo).
- Nochevieja: libre.
- Cabalgata / Noche de Reyes: libre.
- Reyes: en casa de Clara (padres de Clara, Noa, Guille y yo. Pend. confirmar mamá).

Por suerte, ya hace años que dejamos de ir a casa de mis tíos para esas fechas. Supongo que mamá hará el paripé de ir a comer el día de Reyes o a tomar un café. Yo no la acompaño a semejante tortura ni *jarta* de vino y ella lo sabe, pero intentará convencerme por si cuela.

Isabela y Oli vienen porque los adoro y porque Isabela está muy dolida con una parte de su familia directa. Por desgracia, como suele pasar entre las personas autistas o con discapacidad en general, Isabela sufrió, y sigue sufriendo, violencia intrafamiliar. El año pasado ya celebramos juntos el día dc Navidad, y fue tan genial que ahora ya no quiero más navidades sin ellos.

Hoy tengo un plan muy emocionante: Guille y yo hemos quedado con uno de los Rimbombáñez para que nos enseñe el local y nos explique cuáles serían las condiciones del alquiler. ¡Estoy superemocionada! Guille no para de recordarme que, durante la visita, tengo que mostrar más bien indiferencia. Así no nos pedirán más dinero si detectan nuestro gran interés. Lo voy a intentar, pero no prometo nada. Mientras espero a que me avisen de su llegada, escucho *I Want to Break Free* de Queen y bailo y fantaseo con el momento en que les comunique a los jefes que me voy de la empresa.

Aparece el señor que me recordó a una gárgola, acompañado por el encargado de la empresa que lo tiene alquilado. El señor Rimbombáñez ha resultado ser encantador y creo que la predisposición es buena. El local me gusta, aunque no estoy siendo objetiva, porque podría ser una birria y me seguiría gustando por proximidad y comodidad. Al terminar la visita, Guille compensa mi subjetividad con un poco de objetividad, aunque le cuesta. Él también está supermotivado. El sitio es enorme y está muy bien situado, pero no es un local fácil de alquilar por varios motivos:

- No tiene parking cerca y es casi imposible poder cargar y descargar en la puerta.
- Tiene poca luz natural.
- Se tiene que arreglar la instalación eléctrica y hacer los baños.
- Hace falta una buena reforma para dividirlo en varios despachos porque ahora es un espacio casi diáfano.

Yo hago una lista con todo lo que me comenta Guille y él dibuja el plano y anota todos los comentarios. Cada loco con su tema y tan felices.

Carla: ¿Quedamos en media hora en Diagonal con passeig de Gràcia?

¡Oh, oh! Casi se me olvida que esta noche tenemos la cena de empresa. Me arreglo un poco y salgo corriendo. ¡Me he olvidado el amigo invisible en casa! Doy media vuelta, lo recojo y vuelvo a salir cual rayo.

—Oye, ¿y al final qué le has comprado a Jaime? —me pregunta Carla tras saludarme.

—Pues mi primera idea fue regalarle un vale de donativo a la entidad que propuse, pero era demasiado evidente que era yo la amiga invisible. También pensé en unos mosquetones para escalar o una corbata con estampado de pelotas. Pero al final... ¡Bueno, ya lo verás cuando toque!

La fiesta transcurre según lo habitual en un evento de esta índole. Estamos:

- Los que pillan una cogorza descomunal.
- Los que se pasan la cena haciendo la rosca a los jefes.
- Los que no paran de bostezar y mirar el reloj.
- Los fotógrafos y videógrafos. Ojo con esos, porque pueden hacer que se haga viral esa copa de más.
- Los que observamos el espectáculo desde una distancia razonable y comentamos la jugada.
- Los que se divierten de una manera sana. En esta opción creo que es donde se pretenden situar todos, pero muchos acaban en las dos primeras opciones.

Mientras nos sirven el postre, empieza el desfile de pongos. De momento van ganando los fulares para ellas y las botellas de vino para ellos. Como si las mujeres no bebiéramos... En fin. Entre los más espantosos, de momento, en tercer lugar, un plato de cerámica que dice «Estás para comerte». En el segundo puesto, una calculadora para el jefe de contabilidad. Y, en primer lugar, unos calcetines personalizados con una foto del agraciado sobre un cuerpo de elfo. Los calcetines son verdaderamente una obra maestra del pongazo. Deberían premiar a quien los haya regalado.

A mí me ha tocado una pulsera muy colorida que creo que a la Juani le va a encantar. *¡Ojocuidao!* Acaban de decir el nombre de Jaime. Me muero de ganas de verle el careto cuando abra el paquete.

—Pero, Lucía, ¿de dónde has sacado semejante horror? —me susurra Carla.

—¡Chsss, Carla! Que te van a oír y sabrán que he sido yo.

—¿Es una imitación chunga de un Funko *caganer*?

—Personalizado con una foto de su cara y un texto en el rollo de papel de váter que tiene en la mano, en el que pone «Para el compi más chachiruli de la ofi». —Mi cara de satisfacción me va a delatar.

—¡Qué horror y qué espanto! Tienes una maldad exquisita, querida.

—Lo sé —afirmo satisfecha.

Para terminar la velada, hacen entrega de los reconocimientos a los que se jubilan. Acabo llorando al ver a Bernardo tan emocionado mientras lee las notas que le hemos escrito en su libro de dedicatorias.

Cuando empiezan con las copas y el baileteo, hago una bomba de humo y desaparezco a lo David Copperfield.

Guille y Noa han ido al aeropuerto a buscar a mamá. ¡Qué ganas tengo de verla! Yo me he quedado trabajando por cortesía de mi jefe. En el fondo ya me va bien, porque el aeropuerto no es uno de mis sitios favoritos.

Cuando la veo entrar en casa, me quedo pasmada. Se me ha teñido de morena y está cañón. Qué bien le están sentando estas macrovacaciones. Nos damos un abrazo *superrestrujón*.

—Mamá, si mañana quieres que te acompañe a comprar los ingredientes para la comida de Navidad, tenemos que ir pronto.

—Sí, hija, ya sé que, si no, me mandarás sola porque a media mañana ya habrá demasiada gente para ti. Podemos ir a primera hora.

—¡Ea! Eso es.

—Además, como iremos pronto, al terminar podemos ir a ese sitio de desayunos tan ricos al lado del mercado. ¿Vale?

—¡Trato hecho!

Respiro hondo y me voy mentalizando para soportar con toda mi dignidad los próximos días de compras y compromisos.

Guille aparece cuando estamos comprando en el mercado para apuntarse al desayuno aprovechando que Noa ha quedado en la biblioteca con su amigo Xavier.

Debo reconocer que ha sido divertido ir a comprar los tres juntos. No ha resultado tan horroroso como yo había anticipado, como siempre, en la versión más negativa posible. Y ahora toca lo bueno: el desayuno molón.

—Chicos, tengo que contaros algo.

A Guille y a mí se nos pone cara de susto. Mis pensamientos intrusivos empiezan a desfilar a toda velocidad por mi cerebro. ¿Está enferma? ¿Se va a morir? ¿Se ha echado un novio? ¿Se va a vivir a otro país?

—Hace unas semanas me llamó vuestra tía, la hermana de vuestro padre.

—Yo no tengo padre ni tía paterna —digo con total frialdad—, y me da igual lo que quieran.

—Lucía, espera un momento. Deja que mamá nos explique —interviene Guille.

Al parecer, esa señora que dice ser mi tía escribió a mi madre para decirle que al donante anónimo y a ella les gustaría conocernos. Que saben que se portaron muy mal en su momento, pero les gustaría vernos y darnos las explicaciones correspondientes.

—A ver, mamá. —Cuando empiezo así una frase, se acojonan, lo sé—. ¿Me explicas cómo te han localizado? Porque me imagino que, cuando el donante se fue, tú no tenías un móvil...

—Bueno, cuando nos abandonó, mis hermanos estuvieron en contacto con ellos para intentar que volviera. Desde entonces, ha sido la tía Elvira la que ha mantenido el contacto con la hermana de tu padre —nos confiesa.

—Mamá, que no tengo padre, joder. ¡No llames padre a ese inútil! Y encima la bruja esa, siempre metiéndose donde no la llaman. Bueno, por lo que parece sí que la han llamado. ¡Que no, que me niego, mamá, me niego!

—Pues yo sí que los quiero conocer. Y me gustaría que me acompañarais las dos —me interrumpe Guille.

—Yo no puedo, hijo. Viven fuera y vienen en enero a Barcelona. Para entonces ya habré retomado mi viaje.

Cuando me he calmado un poco, les he prometido que lo pensaré. Conociéndome, más que pensarlo voy a convertirlo en un bucle de larga duración.

Los mando a los dos a casa de Guille para guardar la compra y yo me voy a buscar a Noa a la biblioteca. Así camino para ver si me da el aire, suelto un poco el enfado que llevo y veo a Xavier y a Mabel. Son de estas personas a las que apetece tener cerca. Normalmente me cuesta conectar con la gente, pero cuando ocurre, son conexiones que surgen enseguida y suelen ser fuertes. Como me pasó con Sofía e Isabela, y como intuyo que le ha pasado a Noa con Xavier.

—Ay, Luci, nena, qué ilusión me ha hecho ver a tu madre. Está más guapa que nunca —confiesa la Juani con entusiasmo.

—¿Verdad que sí? Parece que se haya quitado años de encima.

—Ya ves, parece más joven que tú.

—No te pases, Juana María, ¿eh? —Se parte de risa.

—Por cierto, Luci, mañana por la mañana me voy al pueblo y vuelvo el 8 de enero, ¿vale?

—Uy, pues cuidado, no te pille la de los tocados ecológicos y te ponga una corona de polvorones y mazapanes —le digo en broma.

—Anda, tira, loquilla.

Adoro a esta mujer. No sé qué haría sin ella.

Al meterme en la cama, estoy tres horas dándole vueltas a todo lo que ha ocurrido hoy. Y las otras tres horas que he logrado dormir, he tenido pesadillas con la bruja, el donante y todo lo que se menea. Pero por algún milagro para sus remordimientos, he decidido que iré y conoceré al donante, aunque sea para desahogarme y decirle lo que pienso.

Llaman al *infierfono*.

—Buenas tardes, traigo un paquete para Lucía Casals.

¡Qué raro!, no estoy esperando nada. Y menos justo antes de la cena de Nochebuena. Abro la puerta y:

—¡¡¡Sorpresaaa!!!

Ahí está Nico, engalanado con el jersey de Navidad más hortera que ha encontrado. Acto seguido me encaja un sombrero de elfo con orejas puntiagudas en la cabeza. Me quedo sin reaccionar, estática, delante de la puerta.

—Reina, ¿no me vas a dejar pasar? ¿No te alegras de verme?

—Pero... ¿tú no llegabas el día 27 a Barcelona?

—¡Quería darte una sorpresa! —Él sigue eufórico y yo sigo bloqueando la puerta, tiesa como un pasmarote.

—¿Qué mal te he hecho yo para que me hagas esto? —le digo sin pensar mucho en mis palabras.

Paso de estar impasible a sentirme agitada. Tengo los puños tan cerrados que se me están clavando las uñas en las palmas de las manos. Intento respirar hondo. Abro las manos y me agarro el pelo para dejar de apretar los puños. ¡Qué daño!, me acabo de arrancar un mechón de tanto tirar. Vale, tengo que mejorar las estrategias de regulación.

—Perdón, Lucía, ¿te has enfadado? Guille ya me advirtió de que igual no era una buena idea venir sin avisar —me confiesa con cara de circunstancias.

—Es que me dijiste el día 27 y hoy es 24. Pero me hace mucha ilusión que estés aquí, de verdad.

Mi expresión seria no acompaña lo que estoy sintiendo y diciendo, lo sé. ¿Es posible que me esté muriendo de ilusión por dentro y no sea capaz de exteriorizarlo? Sí, es posible y me está pasando ahora mismo.

Nico se va un momento a casa de Guille a saludar. Menos mal, así tengo un rato para asimilarlo.

Cuando vuelve ya estoy en modo unicornio, dando saltitos de alegría, y le abrazo con un wiii.

—Qué susto, mi reina, pensaba que te habías enfadado.

—No, lo que pasa es que eres un capullo integral al que le encanta el riesgo. —Le suelto tal manotazo que le dejo un brazo a la virulé mientras le gruño cariñosamente.

—En realidad, para mí también ha sido bastante improvisado lo de venir hoy. Mi idea era venir el día 27, como te dije —me explica—, pero surgió la posibilidad de adelantarlo y se me ocurrió jorobar un poco a mi refunfuñona favorita.

Una vez superado el susto, nos vamos a casa de Guille para dar inicio a la temporada navideña de felicidad forzada y atracones de obligado cumplimiento.

Guille, Noa y mamá se han currado una cena que está espectacular. Como no podría ser de otra manera, engullo como una posesa hasta que me duele la tripa. Debo de tener fundido el indicador de «Lucía, ya no tienes hambre. ¡Para!». Es como si no tuviera fondo y, cuando me doy cuenta de que no debería comer más, es porque me siento como si fuera a explotar. Paso el resto de la velada pegada a Nico como un koala y dándole la vara con todos mis planes de trabajo. Mientras, mamá, Noa, Guille y sus amigotes amenizan o, mejor dicho, amenazan la noche a base de cantar villancicos.

Llega el segundo asalto de la temporada: la comida de Navidad. Y viene con un plus de intensidad porque lo celebramos en mi casa. Normalmente es en casa de mamá, pero con todo lo del viaje, decidimos hacerlo aquí. Eso sí, dejando constancia por escrito en el chat familiar, con la aceptación de todos mediante emoji de OK, que esta medida es de carácter único y excepcional.

Son las ocho de la madrugada, sí, la madrugada para un día como hoy, y ya tengo a mamá con el delantal puesto esperando a que yo haga lo propio. En estas condiciones no van a conseguir que aflore mi espíritu navideño ni de coña. Por el bien de los invitados, no voy a cocinar yo. Y si mi señora madre dice que la escudella se tiene que empezar a preparar a primera hora de la mañana, pues se madruga y punto. Porque todos conocen bien mis habilidades culinarias y dudo que quieran degustar mis magníficos *churrusquis*.

A media mañana se suma Noa. Dice que viene sola porque «Pobre papi, tiene que dormir porque le duele un poquito la cabeza». O sea que ayer Guille seguramente alargó la sobremesa con sus amigos y debe de tener una resaca monumental.

Tras un par de horas, mamá desiste de enseñarme las recetas y lo intenta con Noa. Parece que a ella se le da algo mejor que a mí, o por lo menos le presta más atención. Mamá le augura un futuro culinario más brillante que a su tía. O sea, yo. Así que me convierto en la pinche de la pinche. ¡Soy la *repincha*!

—Lucía, hija, ya nos hemos duchado esta mañana. ¡No hace falta que nos bañes otra vez! —Mamá se empieza a desesperar conmigo.

Tengo un don con el grifo del fregadero y las tapas de las ollas. Siempre, siempre, siempre, aunque me mentalice y vaya con todo el cuidado del mundo, cuando voy a lavar una tapa aparece una especie de espíritu cabrón que me hace abrir el grifo a toda presión y el agua sale disparada cual aspersor al encontrarse con la tapa.

Mientras tenemos la escudella en el fuego a ritmo de *xup-xup*, nos ponemos con el capón y el relleno.

—Abu, ¿qué es un capón?

—Un pollo grande que...

—Sobrina, un capón es un pollo del copón. —Me río sola mientras me miran con cara de «estás fatal».

—Ahhh, pues seguro que para que sean grandes les dan de comer gusanos del tipo *Tenebrio molitor*, que mucha gente conoce como gusanos de la harina. Y normalmente se los dan a las gallinas porque tienen más de un cincuenta por ciento de proteína y...

—Noa, cariño, luego me lo explicas a mí. Mira la cara de asco que se le está poniendo a tu tía.

—¡Ja, ja, ja! Tíííía, ¿cómo te los estás imaginando en tu cabeza?

Mi cara de asco deja paso a escalofríos y zarandeos varios. ¡Qué repelús me dan!

Tras unas cuantas horas de cocinado, parece que ya está todo a punto para poder descansar un ratito antes de empezar con el segundo asalto.

A Noa y a Guille se les ha metido en la cabeza traer su árbol de Navidad. Dicen que mi casa necesita un toque navideño. Cuando los aviso de que ya están en casa Isabela y Oli, aparecen los cuatro: Noa, Guille, el árbol y el espíritu navideño. A mamá le encantan estas tonterías y a mí me dan bastante igual, así que todos contentos. A los dos minutos de tener el árbol ubicado, Fu salta para pillar la estrella y lo tira al suelo. Mientras lo volveremos a enderezar, Misi juega al fútbol con las bolas que han caído mientras Fu lame su trofeo con total satisfacción. Tres intentos más tarde para mantener el árbol en posición vertical, gatos presentes, desistimos y nos conformamos con un árbol en posición horizontal hasta que mis queridos felinos deciden irse a echar una siesta.

La escudella está espectacular y mi casa huele a hogar bonito. Hay olores, como este, que me llevan a un estado no solo de calma, sino también de protección. Bueno, es un estado algo extraño, porque me siento bien pero a su vez tengo ganas de llorar. ¿Qué nombre tendrá eso? A ver si me acuerdo de hablarlo en la siguiente sesión con Irene. Lo apunto en las notas del teléfono discretamente para que no se me olvide. En realidad, podría comentarlo con todos los presentes, ya que son entorno de confianza, pero me da palo explicarles qué es lo que estoy apuntando y entrar en estos temas ahora.

Noa ha decidido ejercer de maître y anunciar los platos, detallando todos sus ingredientes y forma de cocinarlos.

—A ver, señorita, ¿qué nos ofrece de segundo plato? —Guille está en modo *semecaelababa* con su Noa.

—Pues verán, señores... ¡De segundo se van a comer un pollón enorme!

Silencio total.

—Noa, cariño, pero... ¡¿qué dices?!

—Sí, papi, la abu y la tía lo han limpiado y le han metido la mano para ponerle cositas dentro.

Mamá y yo nos estamos descojonando de la risa mientras Isabela, Oli y Guille nos miran con cara de emoji impactado. No entienden nada.

—Noa se refiere al pollo grande que se llama capón —intento aclararles mientras se me caen las lágrimas de tanto reírme.

Al final de la comida vuelve a dolerme la tripa, pero esta vez es de lo mucho que me he reído. Tanto con el momentazo de mi querida sobrina como con las anécdotas que nos cuentan

Isabela y Oli de su particular convivencia, en la que combinan el amor y el odio de una manera de lo más peculiar.

Al terminar con los turrones y todos los dulces típicos, nos parece perfecto concluir la comida sin necesidad de sobrevivir a una sobremesa interminable. Cómo se nota que hoy a la mayoría de los comensales nos la trae al pairo este tipo de convencionalismos. ¡Y menos mal!

Cuando por fin está todo recogido, me tumbo en el sofá y empiezo a notar esa sensación de que me apago como una vela que se consume hasta desaparecer.

Sofía: Chicas, ¿cómo ha ido la comida? Quería pasar para comer los turrones juntas, pero todavía me tienen aquí retenida. ¡Quiero irme! (emoji llorando)

Isabela: No es por darte envidia, pero lo hemos pasado genial. Aunque @Lucía me da que debe de estar en posición horizontal ahora mismo, con todo el trajín que lleva encima hoy.

Yo: (emoji chica levantando una mano) (emoji KO)

Sofía: ¿Os creéis que mi madre me ha pillado por banda en la cocina y me ha dicho que no hablara de autismo y tonterías de estas? Y que me comportara como una persona normal. (emoji resoplando)

Yo: (emoji carita de pena) (emoji abrazo)

Isabela: Joder, Sofi, cuánto lo siento. ¿Y qué has hecho?

Sofía: Pues aquí estoy, "comportándome normal". (emoji bostezando) Creo que hoy es de esos días en los que me supone más desgaste enfrentarme y defenderme que callar y fingir.

Yo: (emoji abrazo)

Isabela: Te entiendo. Hay sitios o momentos en los que no apetece gastar la energía de explicar nada, porque es como hablar con un muro de cemento. Me sabe mal. (emoji abrazo)

Sofía: Bueno, cuando termine la tortura, me voy a casa de Martina (emoji con ojos de corazón) y mañana nos vamos unos días fuera las dos solas.

Yo: (emoji aplauso)

Isabela: Ahhh, cabrona, haber empezado por ahí. ¡Esto lo compensa todo! Y ya no me das pena. (emoji guiño)

Sofía: Seeeeeeeee.

Tras dos días vegetando en casa para recuperarme del cansancio acumulado que llevaba, hoy vuelvo a la oficina. ¡Qué palo tan grande me da! Además, la última semana del año parece el fin del mundo.

¡Oh, oh!, acaban de enviar un correo desde dirección general. Nos convocan mañana a una reunión por videollamada a toda la empresa. No me da tiempo de mandarle a Carla un emoji de *intrigaintrigadolordebarriga* cuando veo a mi *noquerido mister* Jaime, *The Trepeitor*, entrar derrapando en el despacho de Joaquín.

—*Boss*, ¿hay *news*? —oigo que pregunta antes de cerrar la puerta.

A los pocos minutos le veo salir con su cara de repelente habitual pero con un toquecito de mindundi. Me da la impresión de que hoy no le ha sonsacado mucha información al jefe, por no decir nada. Tal como sale, se forma un corrillo de cotillas, lo que viene siendo un *cotillo*. Marcela, del Departamento Comercial, le pregunta a Jaime si sabe para qué es la reunión. Él responde que sí, que van a trasladar a todo el Departamento Comercial a las oficinas que tiene la otra empresa fuera de Barcelona. La cara de Marcela se descompone por segundos y el resto de los cotillas se muestran sorprendidos cual emoji asustado con las manos en la cara.

—¡Inocenteee! ¡Ji, ji, ji! ¡Je, je, je! ¡Ju, ju, ju! —Esa risita me saca de quicio. Bueno, me saca de quicio él en su totalidad.

No me acordaba de que hoy es el día de los Santos Inocentes. Siempre me ha dado bastante coraje la tradición de hacer las puñeteras bromas a las que llaman inocentadas. Este día sobra en mi vida. Como si no tuviera suficiente con descifrar a diario la manera de comunicarse que tienen las personas neurotípicas, como para tener que subir mi nivel de alerta ese día y detectar sus *bromicentadas*, que, en un noventa y nueve coma nueve por ciento de los casos, no me hacen gracia. Además, por mi manera de ser, suelo convertirme en el blanco perfecto para recibir por todos lados, porque tengo tendencia a creérmelo todo. Echando la mirada atrás, lo que he recibido a lo largo de mi vida no han sido bromas, sino más bien burlas, sobre todo de adolescente. El hecho de no pillar las bromas supongo que motivaba a esos seres malignos a burlarse de mí ese día y el resto del año. En mi opinión, esas supuestas bromas son de todo menos inocentes y me cuesta entender por qué se hacen. Isabela dice que es porque son unos amargados cargados de complejos. Yo no le encuentro la lógica a esta manera de pensar, pero, bueno, hay cosas que, me temo, nunca podré entender.

Me da mucha rabia que me pasaran tantas cosas por no entender el puñetero mundo. Y encima, cuando ocurría, yo misma me culpaba por creerme tonta, cortita. O por creer que yo era una persona con taras, rota, defectuosa, insuficiente y un largo y triste etcétera de etiquetas que me hacían sentir pequeñita e invisible. Lo que más me entristece es que esa creencia también la tenían muchas personas de mi entorno, tanto escolar como familiar. Se me rompe el corazón en mil pedazos cuando cierro los ojos y visualizo a mi Lucía adolescente asustada, triste y cansada de vivir. Por eso se me llevan los demonios cuando veo que Noa le ríe a alguien una broma que no entiende, o las hace ella sin saber lo que significan. No quiero que pase por lo mismo que yo. De igual manera, me angustio cuando Isabela nos habla de las ideaciones suicidas de Oli, porque ese cansancio... Ese cansancio extremo e injusto puede ser letal en edades muy tempranas. Y todo ello deja cicatrices profundas de por vida.

Salgo de mi evasión y continúo con mi trabajo. Se disuelve el *cotillo* y se acerca Jaime a mi mesa con alguna intención *inocentosa*. Pero me pilla en alerta y esta vez me adelanto a él.

—Jaime, tienes un moco —suelto con mucho temple mientras le hago un gesto para indicarle en qué parte de la nariz lo tiene.

—Anda ya, Lucía, qué poco original eres —responde con todo su complejo de superioridad.

—No es una broma —le digo mirando hacia su nariz, y vuelvo mi mirada hacia la pantalla del ordenador con actitud impasible.

Lo observo de reojo. Disfruto al ver cómo le cambia la cara, se saca un pañuelo del bolsillo y se lo restriega por la zona señalada. Efectivamente no había moco, pero me ha parecido oportuno que se lo creyera. Bernardo ha presenciado toda la secuencia de acontecimientos y lo está pasando en grande con el espectáculo. Este hombre se va a arrepentir de prejubilarse a final de este mes como sigamos ofreciendo tanto divertimento en la oficina. Quizá está mal lo que he hecho, pero he sentido el impulso de impartir justicia contra Jaime. Él, que se creía que podía ir riéndose de todos entre *bromicentada* y *bromicentada*.

Una vez más, el ambiente en la oficina es tenso por lo que nos vayan a comunicar mañana. La mayoría de mis compañeros están conspiranoicos perdidos, mientras que yo continúo con mi actitud de desmotivación total.

Guille tiene que asistir a una reunión de trabajo con un cliente y me quedo un rato con Noa en su casa. Sigo en el bucle de las bromas, las burlas y mi dolor. Ahora necesito saber cómo le ha ido el día a Noa y asegurarme de que a ella no le pasan estas cosas.

—Noa, ¿te han hecho alguna broma hoy?

—Creo que no. Pero papi ya me ha avisado esta mañana de que hoy era el día de las bromas tontas y que estuviera atenta. —¡Ole mi hermanito! Está que se sale. A mí ni se me había ocurrido anticipar a Noa de esto.

—Y en el colegio, ¿a veces te hacen bromas?

—Sí. Algunos niños hacen muchas bromas y les recordamos lo que nos contó nuestro tutor en clase.

—¿Y qué os contó?

—Que una broma deja de ser divertida cuando a quien se la haces no le hace gracia. Entonces deja de ser una broma y es una burla. ¿Tú qué opinas, tía?

—Pues creo que tiene toda la razón. Y añadiría que también deja de ser una broma cuando a las personas que la presencian no les hace gracia.

—¿Y si a la persona a la que se la hacen sí que le hace gracia?

—Bueno, igual esta persona, en realidad, no se está enterando de lo que ocurre. A mí me pasaba a veces cuando era pequeña. Me hacían una broma y, aunque no la entendiera o no me hiciera gracia, me reía para que no pensaran que era tonta o aburrida.

—Gael me enseñó hace poco que esto no se tiene que hacer, tía. Que solo tengo que reírme de lo que me hace gracia de verdad y que, cuando no entienda algo, es mejor que lo diga para que me lo vuelvan a explicar. Yo ya sé que no soy tonta.

Me quedo más tranquila tras hablar con Noa, pero me siguen llegando flashes de recuerdos que ahora mismo preferiría no tener. Ayudo a Noa a ordenar las piezas de Lego por colores y tamaño mientras cantamos *Girls Just Want to Have Fun* de Cindy Lauper para intentar ahuyentar esos recuerdos incómodos.

Llega Guille y regreso a mi casa. En cuanto me siento en el sofá, me relajo un poco y aparecen esos recuerdos borrosos que llevo medio día intentando evitar, pero mi cabeza rumiadora insiste en tenerlos por aquí dando vueltas. Vuelven esas voces insoportables que resuenan por mi cabeza al son de «Lucía es tonta y no se entera». Siento esos dedos señalándome y las miradas condescendientes de los adultos, que veían lo que pasaba y no tenían ningún reparo en mirar para otro lado. Para ellos eran «cosas de niños» y yo, la rarita que así espabilaría. Siento rabia cuando pienso en aquellos adultos cómplices. Inmediatamente noto que me falta el aire cuando me ataca otro recuerdo en el que oigo la voz de un compañero de clase, el mismísimo Satanás, diciendo: «Es una broma secreta, no se lo cuentes a nadie». Se me acelera el corazón y me siento muy agitada.

Intento distraerme con mis nuevos planes laborales, que tanto me ilusionan, para intentar salir de ese bucle en el que me he metido y en el que no quiero permanecer ni un minuto más.

¡OMG! En la reunión nos acaban de informar de que, debido a la fusión con la otra empresa, se llevará a cabo una reducción de plantilla considerable en algunos departamentos. El nuestro es uno de ellos. Se genera cierto revuelo, pero al *señorego* lo veo muy tranquilo. No sé si es porque él tiene más información que los demás y sabe que su culo está a salvo, o porque su nivel de *ombliguismo* es tan alto que no se da cuenta de la realidad. Intento fingir preocupación, como los demás, pero todo esto podría ser la oportunidad de mi vida. ¿Puedo presentarme voluntaria para que me despidan? ¿Puede ser que me paguen indemnización para que me vaya? Le preguntaré a Isabela, supongo que ella algo sabe sobre estas cosas.

Hace algunos años que decidí pasar sola las noches de fin de año. No sé si lo decidí del todo, o si fue algo un poco impuesto, pero es lo que llevo haciendo los últimos años. Y ni tan mal. Aunque reconozco que siempre tengo mi momento de tristeza, o de nostalgia, o de... ¡Ay, no sé! Nunca encuentro un nombre para ponerle a eso que me pasa. Por supuesto, en esta fecha aparece una vez más esa sensación de soledad por la relación de pareja que nunca existió y tanto añoro. Y todos los pensamientos intrusivos recurrentes en forma de ese mantra tan feo que me recuerda continuamente que soy difícil de querer.

Sea como sea, me tomo la noche de fin de año como un espacio de reflexión. Hago balance de los últimos doce meses y, aunque suene muy típico, me planteo nuevos propósitos y retos para el nuevo año.

Tengo hambre. Pongo *Un año más* de Mecano a todo volumen y en bucle. Mientras preparo todos los caprichos que me he comprado para cenar, doy rienda suelta a mi baile de movimientos rústicos, exagerados y maravillosamente reguladores, a la vez que desafino con total impunidad. Cenar sola no significa que vaya a cenar cualquier cosa. Al contrario, aprovecho la ocasión para comprarme los antojos que el resto del año me parecen un exceso.

Nico: ¿Estás en casa? Mis padres están con gripazo y se van a dormir ya. ¿Me acoges un ratito? (emoji porfi)
Yo: Vale. Outfit pijama y trae algo rico para cenar porque no tengo para los dos.
Nico: Pillo la moto y voy. Pedimos algo cuando llegue.

Sorprendentemente, hoy me ha hecho ilusión este cambio de plan improvisado. Suena el *infierfono*. ¿Ya está aquí? ¡Qué rápido ha venido!

—Nico, no me jodas. —Me parto de la risa—. ¿Has venido en pijama desde tu casa?

—Claro, mi reina. A tus órdenes siempre. Y con las pantuflas *deluxe*.

—¡Wiii! —Empiezo con los saltitos.

—Por cierto, me he encontrado con Guille en la portería y le he dicho que venga también.

—Pero si Guille se iba a Madrid con unos amigos, aprovechando que Noa pasa el fin de año con Clara.

—Pues parece que ha tenido un cambio de planes.

—¿Le has dicho que se ponga el pijama?

—Por supuesto.

—Bien.

Llega Guille con un pijama de lo más soso y formal. Abrimos una botella de ese vino blanco que tengo guardado para una ocasión especial y brindamos por nosotros. Sigue sonando Mecano en bucle y Nico se acopla a mi momento bailongo. Guille se escaquea y pone algo de orden en la combinación extraña de mis *delicatessen* con las pizzas que hemos pedido. Nos venimos arriba en el estribillo y Guille se une a nosotros. «Uno, dooos, tres y cuaaaaatro y empieza otra veeez...» ¡Aquí y ahora soy inmensamente feliz! Sí, lo soy.

Durante la cena, recordamos momentos divertidos, acompañados de muchas risas y alguna lágrima. Acabamos la velada fantaseando con nuestros proyectos, el local de los Rimbombáñez y el subidón que va a significar decir que me voy en mi trabajo. ¡Chinchín!

Un rato después, en la cama, llega la inevitable reflexión. A nivel emocional, el año que termina no ha sido tan removedor como el año pasado. No es de extrañar. El año pasado justo hacía pocos meses que había descubierto que soy autista y eso fue como un huracán que arrasó con todo lo que yo creía que era y tenía. Este año me he sentido algo más sosegada, más en paz conmigo misma y con todo lo que he ido descubriendo. Soy totalmente consciente de que todavía me quedan muchos días de borrascas con los que me tocará lidiar de la mejor manera que pueda y sepa. Pero de lo que sí que puedo estar orgullosa es de esta Lucía que estoy conociendo. Es una Lucía totalmente nueva y, por primera vez, creo que me gusta. Es una mujer más empoderada, aunque es cierto que el punto de partida era cero y cualquier cosa iba a ser mejor. Pero sí, mi nueva Lucía me parece una mujer más segura de sí misma, con menos miedos, menos dependiente de lo que opine su entorno y, sobre todo, con menos sentimiento de culpa. ¡Qué importante ha sido quitar la losa de la culpa de esa mochila que cargaba a diario y que casi no me dejaba ni respirar!

Así que, aun sabiendo que me queda un largo camino por recorrer, creo que me puedo sentir satisfecha con los pasos que voy dando, por pequeños que me puedan parecer. Por fin, empiezo a darme cuenta de que ya no tendré que seguir atrapada en una vida que yo no había elegido.

Enero

Suena la alarma. Alexa me recuerda que tengo que ir a dormir, pero estoy en hiperfoco viendo tutoriales y leyendo artículos para diseñar la página web de mi proyecto. ¡No puedo parar! Negocio conmigo misma un ratito más para terminar una cosa del apartado de servicios antes de apagar el ordenador. Treinta minutos más tarde, Alexa me vuelve a recordar que tengo que acostarme. Esta vez le hago caso. Mañana es el día de Reyes y, como aparezca sin dormir, me matan. Pero es que... ¡la página me está quedando taaan bonita! Modestia aparte, nadie diría que es la primera que hago. ¡Aixxx, no puedo dormir, necesito seguir un poquito más! Me autoconcedo una horita más con el poco sentido común que me queda a estas horas.

Suena el despertador del teléfono. He dormido la friolera de tres horas, pero estoy disparada y con una energía desbordante. Me ducho deprisa, me arreglo y aprovecho para seguir con mi página web un ratito. Se me ha olvidado desayunar, y aunque no sea lo más saludable del mundo, no creo que muera por eso. Y menos con la comilona de Reyes a la vista.

Guille: Venga, Lucía, date prisa, que tenemos que ir a buscar a mamá a su casa antes de ir a casa de Clara.

Hoy es el último asalto antes de dar por finalizada la temporada navideña. Este día somos lo que algunos consideran una familia muy moderna. Nos juntamos con Clara y su familia. Noa dice que es un poco raro que lo hagamos, porque los padres separados no hacen esas cosas, pero que nos respeta porque es importante entender que la diversidad es maravillosa y porque ya somos mayores para saber qué hacer con nuestras vidas. Y tan ancha que se queda.

Clara y su familia son bastante ruidosos y muy divertidos. Predominan las voces de volumen alto, pero es un ambiente en el que me siento cómoda y puedo soportar dignamente el jaleo. Me caen bien, y me atrevería a decir que yo a ellos también.

Solo llegar, lo primero que hacemos, incluso antes de tomar el aperitivo, es el paripé de la apertura de regalos. Básicamente para que Noa y sus primos pequeños no entren en parada cardiorrespiratoria. No pueden esperar hasta después de comer para saber qué les han traído los Reyes Magos.

Al abrir las puertas del salón donde están los regalos, me asomo para comprobar que no hay ningún rey, paje o camello. Todavía recuerdo, siendo yo niña, el día en que apareció Melchor en casa de los abuelos, para entregarnos los regalos en mano. ¡Madre mía, qué mal rato pasé! En general, en los días de Reyes, me generaba mucha ansiedad no saber qué regalos me traerían de todo lo que había pedido en mi carta —regalos debidamente seleccionados y ordenados por prioridad, por supuesto—. Ese año, con la visita de su majestad de Oriente, le tuve que sumar la espera hasta que me tocara el turno de recibir mis regalos, contestarle a preguntas chorras y darle las gracias a un señor que me daba más miedo que alegría. Además, él fue el culpable de acabar con mis ilusiones de completar la colección de libros con la que tanto soñaba. Fue decepcionante recibir en su lugar unos calcetines espantosos con las caras de Espinete y Don Pimpón, un juego para hacer collares y una muñeca con tetas. Seguro que esa manera tan extraña de pisotearme la ilusión era obra de la tía Elvira. Mi abuela hubiese sido incluso peor, pero para entonces ya era muy mayor y le había pasado el relevo de malvada principal a su nuera favorita: la bruja Elvira.

Afortunadamente, eso ya pasó (y menos mal). No hay nadie escondido, solo regalos y niños pasándolo en grande mientras abren sus presentes.

Mientras los pequeños disfrutan del momento, Clara se acerca para darme un regalo.

—Clara, ¡muchas gracias! Ayyy, ¿es un libro? ¡Wiii! —Leo el título—. *Neurodivina y punto*. No lo conocía.

—Cuñada, este libro te va a encantar. Me lo recomendó Gael. Me dijo que me ayudaría a entender mejor la condición de Noa, y es cierto. Incluso hemos leído algún capítulo juntas. Me ha ido genial para hablar con ella de algún tema. Cuanto más leía, más entendía a Noa, y sobre todo te veía a ti reflejada en cada página. ¡Era como si escuchase tu voz pronunciando cada palabra! Creo que vas a flipar.

—Mami, técnicamente la tía ya no es tu cuñada. Deberías llamarla Lucía o excuñada.

¡Mi querida Noa! Siempre con la antena puesta y decidida a poner un poco de orden familiar en el uso adecuado de los términos.

Durante la comida, desconecto unas doscientas veces de las conversaciones que se mantienen a mi alrededor. En serio que me gustaría estar atenta y me interesan los temas de los que hablan, pero mi cerebro está dale que te pego con lo mío. No dejo de pensar en mi nuevo proyecto y en los meses emocionantes, a la par que inquietantes e imprevisibles, que me esperan. No puedo hacer nada para pausar mi cabeza un rato. Es lo que hay.

Con el roscón de Reyes a modo de traca final, doy por finalizadas las navidades y procedo a dar el pistoletazo de salida a la resaca emocional y física de enero. Las fiestas navideñas conllevan tantas interacciones sociales y cambios en las rutinas que termino agotada por dentro y por fuera.

Hoy estoy especialmente triste porque mamá reemprende su viaje. Aunque a veces me agobia un poco y me pongo gruñona con ella, la echo mucho de menos cuando no está.

De vuelta del aeropuerto, Guille me informa de que le ha escrito la hermana del donante anónimo, esa señora que dice ser nuestra tía. ¡Qué pereza me da todo esto! Entre una cosa y otra se me había olvidado que en enero vienen a Barcelona y, por algún motivo que desconozco y que me intriga muy poco, quieren conocernos. Mi teoría es que alguno de los dos tiene una enfermedad chunga y quieren redimir sus pecados antes de espicharla.

Por lo visto llegan esta semana y les gustaría quedar con nosotros el viernes por la tarde. ¡*Marededeu*, qué coñazo! Pero le dije a Guille que le acompañaría y eso haré.

—Pero que no venga la tía Elvira, que suficiente tengo con estos dos como para tenerla ahí dando por saco —le advierto.

—Sí, he remarcado que quedaremos solo los cuatro.

—Yo lo intentaré, Guille, pero ya sabes que cabe la posibilidad de que no lo soporte y me vaya, ¿sí?

—Sí, lo sé. Gracias por acompañarme, hermanita. Sé que para ti es un esfuerzo enorme y lo valoro, pero sabes que para mí es importante y te necesito.

Le miro con falso enfado y le mando para su casa con un cariñoso empujón.

Creo que me he ganado un merecido domingo en posición horizontal, sofá, manta de peso, luz tenue y series.

¡Menudo invento lo de la manta pesada! Aunque yo prefiero llamarla manta de peso. Cada vez que alguien dice «manta pesada», me imagino una manta muy plasta que no se calla. Sentir el peso me ayuda a tomar conciencia de mi cuerpo y esto me regula. No hace milagros, pero me siento mejor.

Lunes tras la vorágine navideña. Suspiro profundo antes de encender el ordenador. Miro el móvil y hay un mensaje de «Miss presidentas»:

> Isabela: Os juro que hay situaciones en el juzgado que me parecen una puta broma. (emoji sacando humo por la nariz)
> Yo: A mí la vida en general me suele parecer una broma de mal gusto. ¿Qué te ha pasado?
> Isabela: Le he explicado por activa y por pasiva al señor juez que mi cliente es autista. He intentado que formule las preguntas de otra manera, que simplifique las formulaciones, que no use tantos tecnicismos, que le dé un espacio de tiempo razonable a mi cliente para que pueda responder, que baje la intensidad de las puñeteras luces, que por cierto a mí también me estaban molestando un huevo, y que dejara entrar a la persona que le acompañaba para que estuviera más tranquilo. Pues no, el señor me suelta que, si queremos inclusión e igualdad para todos, que se hace igual que con todos. ¿Se puede ser más lerdo?
> Sofía: Madre mía del amor hermoso. ¿A este de qué caverna lo han sacado?
> Yo: Imagino que es uno de los clientes que te han pasado desde la asociación, ¿no? Qué guay que los puedas llevar tú. Eso tiene que dar mucha tranquilidad. Y, sí, no me extraña que te cabrees. Ese señor debe de ser familiar de Jaime.

Isabela: Pero es que esto no es todo. Me acabo de enterar de que el miserable ese pretende acusar a mi cliente de falso testimonio. (emoji insultando) (emoji cabreado) (emoji vomitando)

Yo: (emoji flipando) ¿¿¿Por???

Isabela: Porque ha llegado un momento en el que mi cliente ha colapsado y ha entrado en bucle repitiendo lo mismo todo el rato.

Sofía: Madre mía, lo de los jueces me recuerda a los tutores del colegio. Según quién te toque, te puede ayudar a ser feliz o, todo lo contrario, te puede marcar para el resto de tu vida.

Yo: Supongo que como en todos los sectores. Cuando pillas al lerdo de turno que se cree listo, te puedes dar por tocada y hundida. Aunque hay sectores en los que el daño que pueden ocasionar esos personajes es mucho más grave.

Isabela: Pero ¿sabéis qué es lo que más me ha dolido? Que el abogado de la parte contraria ha visto todo esto como una oportunidad para perjudicar a mi cliente durante el juicio. En cuanto se ha percatado de sus puntos débiles, ha ido a por él, haciendo todo lo contrario a lo que habíamos solicitado. No se puede ser más rastrero.

Sofía: Qué asco de gente.

Yo: Meteorito, ven ya. (emoji cansado)

Y con el mal rollo que se me ha puesto en el cuerpo tras lo que nos ha contado Isabela, voy a intentar seguir trabajando. Me gustaría hablar con Joaquín sobre lo que tengo en mente respecto a mi continuidad en la empresa, pero no sé yo si ahora dispongo de energía para algo tan importante. Todavía arrastro las navidades. Además, este viernes ya tendré desgaste suficiente cuando conozca al donante, como para hacer más cosas de la cuenta. Sí, mejor lo dejo para la próxima semana.

Nico: Tengo una reunión cerca de tu oficina esta tarde.

¿Vamos a tomar algo cuando termines?

Yo: Estoy KO.

Nico: Pues te llevo a casa, que voy en coche y charlamos
ese ratito.

Yo: Okis. (emoji sonriente con los ojos con lágrimas)

Nico: A las seis te espero con el coche en la esquina.

Pasar un rato con Nico siempre es un buen plan, aunque
apenas me aguanto de pie. En unos días se vuelve a ir y me apetece verle.

¡Qué tío! Ha comprado unas hamburguesas de esas enormes y grasientas que me encantan. Bajo sus órdenes, de obligado cumplimiento, vamos a la playa y nos las comemos en
el coche, delante del mar, mientras escuchamos cómo rom-
pen las olas. ¡Qué buena manera de terminar el día!

—Lucía, prométeme que vas poner en marcha el proyecto nuevo.

—Sí.

—Te irá muy bien salir de allí y eres muy buena, seguro
que despegarás en poco tiempo.

—¡Fiiiuuu! Soy un coheteee. —Ya empiezo a poner vo-
cecitas de nuevo. La hamburguesa y el mar han causado el
efecto esperado.

—En serio, ya me entiendes. Vas a triunfar. Pero, para
que ocurra, tienes que dar el paso y arriesgarte.

—Que síííí, que te prometo que lo haré. ¡Pero si estoy
deseando empezar!

—Pues prepárate, porque tengo varios contactos a los
que ya les he hablado de una tía buenísima que deberían
contratar para los eventos de sus empresas y los suyos personales.

195

—(Emito varios sonidos imposibles de descifrar.) Graciaaas, mi Nicotirritintín. —Me aferro a su brazo.

Llego a casa. Sigo agotada pero más feliz que esta mañana. Para seguir con esa buena energía que me ha dejado el encuentro con Nico, escucho en bucle *I'll Do It Anyway* de The Lemonheads, una de mis canciones vitamina que me sacan una sonrisa, incluso en mis sesiones más intensas de *reirllorar*.

Carla ha flipado cuando le he contado en el desayuno mi planazo para esta tarde. Supongo que no es muy habitual que alguien te diga «Qué palo, esta tarde voy a conocer al que se supone que iba a ser mi padre cuando nací», y acto seguido esa misma persona se coma un buñuelo de viento como si no fuera con ella lo que acaba de decir.

A pesar de mostrarme con esa coraza de tía dura a la que parece que le da igual todo, la realidad es que por dentro estoy que no estoy. Me resulta imposible concentrarme en nada y me distraigo con todo. Tengo sentimientos muy diferentes en mi cabeza que van de lado a lado como estrellas fugaces. Y no es para menos. Voy a ponerle cara al donante y a su hermana.

—Lucía, ¿te encuentras mal? —Uy, qué raro que Bernardo me haga esta pregunta.

—No, ¿por qué? —Me marco una sonrisa *papadosa*.

—Nada, disculpa. Es que te he visto con mala cara, así como de asco, y he pensado que igual no te encontrabas bien.

Vale, ahora ya sé que el *ascodio* que siento por el donante se me nota hasta cuando hablo para mis adentros.

Mientras sigo inmersa en mis pensamientos, llega un correo con una convocatoria para una reunión individual con Joaquín el próximo lunes a las once. ¡Qué raro! Pero todavía me parece más raro que, de momento, no hayan aparecido mis pensamientos intrusivos catastróficos habituales ante este tipo de cosas. Todo lo contrario: me da hasta cierta paz pensar en la posibilidad de que Joaquín me ahorre el mal trago de decirle que me quiero ir. Aunque ahora que lo pienso mejor, no sé si me gustaría la idea de que me hubieran elegido para echarme. No sé yo si eso le vendría bien a mi autoestima. ¿Debería darme igual? ¿Conseguiría que me diera igual? ¿Quiero que me dé igual? Pero ¿por qué me van a querer echar, si trabajo bien? ¿Me van a echar? Creo que me importa bien poco ahora mismo. Apago el ordenador mientras recojo y me voy para casa para intentar relajarme un rato antes de la tortura.

—Luci, esta tarde tenéis eso, ¿verdad?

—Sí, Juani, a ver si nos lo quitamos de encima de una vez.

—He encendido una velita para que vaya bien.

—¿Dónde? —No veo ninguna vela.

—La tengo en casa, al lado de las estampitas de la Virgen.

—¡Pero, Juani, por Dios —nunca mejor dicho—, que eso puede ser peligroso! A ver si te vas a encontrar al Rufi asado.

—Nena, no, que yo ya sé cómo poner la vela *pa* no quemar la casa.

La verdad es que no me queda muy claro cuál es el objetivo de esa velita, pero si la Juani la cree necesaria, será que lo es.

Guille está considerablemente más nervioso que yo. A veces me acojono a mí misma con mi actitud frente a la adversidad, cuando entro en modo hielo, como yo misma lo defino.

—Lucía, ¿en serio hacía falta citarlos en un sitio tan clasicón?

—Por supuesto, hermanito. Siempre me los he imaginado como antiguos y carcas. Me apetecía ponerlos en el contexto en el que los ubico en mi cabeza.

Echamos un vistazo a las mesas y en ninguna hay dos personas que parezcan ser el donante y su hermana. Inconscientemente, voy buscando el careto de la tía Elvira. No me creo que la bruja no intente meter sus narices hoy por aquí. Pero tampoco la veo. Menos mal.

En una mesa situada en una esquina, veo a una señora mayor que nos mira un tanto nerviosa. Al acercarnos, pronuncia nuestros nombres con voz entrecortada. ¡Mierda! Se acaban de ir al traste todas mis expectativas negativas en torno al encuentro. Tengo ganas de llorar. Esa señora me ha generado una serie de sentimientos extraños y profundos que me resultan difíciles de canalizar.

Lo primero que hace es disculparse porque ese al que llama «vuestro padre» finalmente ha decidido no acompañarla. Eso me ha dado cierta tranquilidad. Así podré reafirmarme y recrearme en odiarlo por su abandono y rechazo hacia nosotros. Sé que no es sano vivir con odio, pero creo que elijo trabajar ese odio para convertirlo en indiferencia a tener que transformarlo en resignación o medio aceptación al conocer a esa persona.

Me temo que a Guille le ha afectado más de lo que creía que no viniera el impresentable.

La señora nos invita a sentarnos.

—Sé que es una situación difícil, y entiendo que estéis enfadados. Si queréis preguntarme cosas, lo que queráis, me gustaría poder daros respuestas. —La señora me resulta realmente entrañable. Hay algo en ella que me conecta mucho.

Guille está en silencio, así que me arranco yo con esa falta de delicadeza que me caracteriza a veces.

—Yo tengo dos preguntas: ¿tenemos más hermanos? ¿Tienen ustedes alguna enfermedad mortal para la que necesitan nuestras células? —Guille me da un ligero codazo.

—No. No tenemos ninguna enfermedad, que yo sepa, y vuestro padre no tuvo más hijos.

—Me alegro de que tenga usted salud. Y, en cuanto a lo de «más hijos», se le queda grande porque en realidad no ha tenido ninguno. Nosotros no somos sus hijos.

—Siento mucho que así fuera. De veras que lo siento. Durante todos estos años he preguntado por vosotros a vuestra tía Elvira.

—¡Puaj! Esa es una bruja. No sé qué le habrá explicado, pero no se crea nada. Es tan mala que si se muerde se envenena. —Guille me da una patada por debajo de la mesa y me dispara una mirada de «baja un poco el nivel de sinceridad».

Para sorpresa de los dos, la señora, que responde al nombre de María Luisa, me da la razón. Parece que la tía Elvira solo mantenía contacto con ellos para malmeter, hablar mal de nosotros, y de paso ver si podía sacarles dinero.

La señora María Luisa ha intentado evitar hablar sobre ella misma, pero mis dotes de observación e investigación me llevan a pensar que ha sufrido mucho. Según nos cuenta, durante años tuvo que cuidar a sus padres y al inmaduro de su hermano. Parece que es un vividor irresponsable que se ha pasado la vida metido en líos y llevando de cabeza a media familia. A ver si al final le tendremos que dar las gracias al donante por desaparecer de nuestras vidas y no convertirse en una mala influencia para nosotros.

Guille sigue muy serio. Se ha llevado un buen palo, el pobre. Yo, en cambio, he conectado de una manera extraña con la señora. Hasta la abrazaría ahora mismo. Creo que

Guille siempre tendrá esa espinita clavada si no conoce en persona al donante. Yo, en cambio, no lo necesito, y si lo puedo evitar, pues mejor. La señora María Luisa nos enseña algunas fotos para intentar ayudar a Guille y no es como me lo imaginaba. Quizá tampoco me había hecho nunca una imagen concreta de él.

Nos intercambiamos los números de teléfono. Al despedirnos, le doy un abrazo y le digo que siento muchísimo que haya tenido una vida tan dura. Sigo convencida de que esta señora ha sufrido mucho.

De camino a casa intento poner freno a ese ataque de hiperempatía extraño que me ha dado hacia María Luisa. Tengo que redirigirlo para animar a mi pobre hermano, que sigue en un estado de desasosiego profundo.

—Guille, ¿quieres que hablemos un rato?

—No, gracias, hermanita, prefiero hacer cosas y despejar un poco la cabeza.

Guille se mete en su casa y yo me quedo un rato en la portería con la Juani, explicándole cómo ha ido el encuentro.

—Nena, ¿ves? La vela ha funcionado.

—Bueno, con Guille quizá no tanto.

—Con Guille también, pero él no lo sabe.

Si ella lo dice, que así sea.

Sofía: @Lucía, ¿cómo estás? ¿Has podido descansar el finde tras la movida familiar del viernes?

Yo: Bufff, sí. Me he concedido un fin de semana en horizontal a base de sofá, series, manta, michis y comida a domicilio. ¿Y vosotras?

Sofía: Yo bien, con los niños. Sin novedades.

Isabela: Yo he resurgido de las cenizas y he vuelto a tener una cita este fin de semana. (emoji confeti)

Yo: Pues ya puedes empezar a contarnos, porque necesito distraerme y dejar de pensar en la reunión que tengo mañana. (emoji me explota la cabeza)

Isabela: Fue bien y terminamos en su casa. Pero tras el primer asalto estaba tan cansada que me quedé dormida. (emoji ¡oh, no!) (emoji risa)

Sofía: Nos estamos haciendo mayores, queridas.

Isabela: Y por la mañana me soltó el típico rollo de que él ahora no está en situación de empezar una relación con nadie, bla, bla, bla (emoji ojos mirando hacia arriba), pero que le encantaría poder seguir viéndonos y pasarlo bien sin compromiso.

Yo: Ese no sabía dónde se metía cuando te dijo eso. (emoji risa) ¿Qué le dijiste? (emoji con mano en la boca)

Isabela: Pues le dije la verdad. Que me parecía muy bien su planteamiento, pero que para eso ya tengo mejores candidatos. Le dije que me parecía un hombre muy atractivo, con un sentido del humor que me encantaba y muy inteligente; pero que soy muy exigente en la cama y, si eso era todo lo que me podía ofrecer, pues que no me interesaba. (emoji bomba)

Yo: Letrada, ¡ha sido usted acusada de un delito de sincericidio! (emoji carcajada)

Isabela: ¡Protesto, señoría! El demandante… ¡Bah! Que estoy hasta el toto de tanto aprovechado suelto por el mundo. (emoji dedo corazón levantado)

Tras unas risas con mis queridas presidentas, vuelvo a mi estado de ansiedad habitual de domingo por la tarde. Pero hoy es una ansiedad rara. En lugar de temer al lunes y el momento de la reunión, lo que tengo son ganas de que llegue. ¡Estoy impaciente!

Durante el desayuno le pregunto unas cincuenta veces a Carla qué querrá decirme Joaquín. Santa Carla de todas las Paciencias me contesta las cincuenta veces un «No lo sé» con todo su amor. Ni con el bocadillo de pollo con brie que tanto me gusta logra que me calle unos minutos. Si no le explota la cabeza hoy, no le explotará nunca.

—Lucía, chiquilla, ¡que te vas a atragantar! Respira y mastica, que solo nos faltaría una ambulancia en plena hora de desayunos.

—No te preocupes, Manuel, que aunque me atragante... «¡auilsurvaif, la, la, la, la, la!». —Empiezo con mi festival de imitaciones malas—. Lucía, ¡cómete el pollooo! Vamos que nos vamooos, neeeng.

—Encarni, cariño, ¿qué le has puesto hoy al bocadillo de las niñas, que se me ha vuelto loca una de ellas? —Se ríe mientras manosea el boli.

—¡Ja, ja, ja! Así soy, mi Manué. Cuando estoy pasada de vueltas —acompaño el gesto con mi cara de chiflada—, me da por contar chistes, cantar y repetir frases inconexas. No me lo tengas muy en cuenta. «¡Cuén-ta-me, cómo te ha i-do, la, la, la!»

Hasta Manuel se ha dado cuenta de mis nervios. Estoy insoportable, pero debo de ser graciosa, porque Carla se está partiendo de risa.

Manuel vuelve a la cocina riéndose, mientras yo intento terminar mi bocadillo sin ahogarme.

Finalmente subimos de nuevo a la oficina y entro en el despacho de Joaquín.

—Buenos días, Lucía, ¿cómo estás?

—Bien, gracias.

Bien atacada de los nervios en concreto, pero mejor que no se lo diga.

—Como os comentamos en la reunión general, nuestro departamento va a sufrir algunos cambios estructurales.

—Y una reducción de plantilla, ¿no?

—Sí, sí, pero por esto no debes preocuparte, no es tu caso.

¡No me fastidies! Mi gozo en un pozo.

—¿No? —Mi cara debe de ser lo más parecido al niño que a veces ve muertos.

—Pues claro que no. Estamos muy contentos contigo —me ratifica—. Lo que necesitamos es que hagas una pequeña carta de presentación y un currículum actualizado para presentar el nuevo equipo que conformará el departamento. Desde Recursos Humanos os mandarán unas plantillas para facilitaros el trámite y que no os suponga demasiado trabajo.

—Pero... ¿ya tenéis una lista definitiva de las personas que no seguirán en la empresa? ¿Y ya se lo habéis comunicado? —Estoy a punto de llorar, y no precisamente de alegría.

—No, pero, de verdad, tú no tienes de qué preocuparte.

—Es que pensaba que tendríamos la posibilidad de presentarnos de manera voluntaria para los despidos.

—Pero... ¿lo dices por ti?

La cara del insulso de Joaquín ha cobrado por fin expresión.

Sí, lo he hecho. Le he dicho que quiero ser una de las personas despedidas. El cuerpo me pedía decirle que me resulta imposible trabajar en semejante circo de payasos y ruidos insoportables. Pero ha salido mi yo más cuqui y le he dado la típica excusa de que necesito hacer una pausa, plantearme nuevos objetivos y no sé qué más. Acabo de salir de la reunión y ya no recuerdo ni la mitad de las cosas que hemos hablado. Lo que sí recuerdo es que he estado a punto de contarle que soy autista, hablarle de mis necesidades y mis particularidades a nivel sensorial y de comunicación, etc. Por suerte, mi neuronita responsable ha decidido que no le iba a dar el gusto de echarle la culpa a mi autismo. Lo he visualizado hablando con el trepador: «Lucía se va porque es autista y no puede hacer este trabajo». Uy, no, ¡me da algo!

Voy a buscar a Noa a la biblioteca y aprovecho para charlar un rato con Mabel, *lamamádeXavier*, según Noa. De camino me sobrevienen una especie de remordimientos. ¿Me siento mal por irme de una empresa en la que no me siento cómoda? ¿Con quién irá a desayunar Carla si me voy? ¿Y yo ya no desayunaré en el bar de Encarna y Manuel?

—Tía Lucía, con Xavier hemos pensado que sería guachi poder hacer un club de lectura.

—¡¡¡Y también de cine!!! Con una superpantalla asíí de grande.

—¡Chsss! Xavier, hijo, que ya sabes que en la biblioteca no se puede hablar tan alto.

—Sobrina, me parece una gran idea. Y lo del cine también, querido Xavier.

¡Qué sorpresa! Veo que el grupo ha crecido y se han unido un par de niños más a las tardes de los lunes. Mientras ellos terminan de comentar la última lectura que han compartido, Mabel y yo fantaseamos sobre las cosas que podríamos hacer con y para ellos si tuviéramos un espacio. Ella ha pensado en organizar actividades allí, como programación de la propia biblioteca, pero las salas que tienen suelen usarse para otras actividades. Y tampoco son adecuadas para el tipo de actividad que nos gustaría. Y yo, que soy fácil de animar, ya estoy pensando en sitios donde poder hacer el club de lectura, de cine, de investigadores y de lo que haga falta.

Yo: ¿Me invitas a cenar con vosotros? Estoy con Noa en la biblio y ahora iremos para casa.

Guille: (emoji OK)

Tras explicarle a Guille mi conversación con Joaquín y ver que ya está más animado, nos ponemos manos a la obra con nuestros planes de futuro. Con los nervios del viernes, tras el desplante del donante, a Guille se le había pasado comentarme que... ¡el local de los Rimbombáñez va a quedar libre a mediados de febrero! Los pocos remordimientos que tenía por haberle dicho a Joaquín que me quería ir quedan automáticamente neutralizados.

Mi querido hermano es un chollo. Vamos a tener a una persona que nos lleve las tareas administrativas y de contabilidad a los dos. De momento lo pagará él porque sabe que su hermana es una pobre emprendedora cuarentona. Además, se me da fatal todo lo relacionado con la gestión de mis finanzas y la burocracia en general. Siempre me he considerado muy *burrocrática*, y a mucha honra.

La Juani insiste en que ella podría hacer de secretaria al principio, para que no nos gastemos los dineros, palabras textuales suyas. Yo le he dicho que, en todo caso, la propondré como personal de seguridad y control de acceso, porque eso se le da fetén.

No me puedo dormir. Las emociones fuertes por la tarde-noche deberían estar prohibidas, por lo menos entre semana. Soy incapaz de conciliar el sueño, pensando en lo que viene en febrero. De tanto moverme de lado a lado de la cama, me llevo un mordisco de Fu en el dedo gordo del pie derecho. Me levanto, voy a beber agua y zarandeo las manos mientras ando de puntillas para intentar sacar toda esa energía al ritmo de ¡wiiii! Misi me responde con un miau mientras me observa ojiplática. Vuelvo a la cama con la esperanza de quedarme dormida. Tras una hora *futureando* sobre todas las cosas emocionantes que vienen, mi insomnio da un giro muy esperado y repaso toda la conversación con Joaquín. ¿Se lo tendría que solicitar por escrito? No me ha dicho nada, pero, al comunicárselo solo de manera verbal, la conversación podría quedar en el aire. Eso sería la catástrofe del siglo para mí y mis expectativas. En mi cabeza redacto el correo que le mandaré a Joaquín. Pongo una alarma para que no se me olvide mañana a primera hora y... zzzZZZzzzZZZ.

Yo: Hermanito, acuérdate de que hoy voy a Madrid a una reunión del trabajo y llegaré un poco más tarde a casa. Si tienes que ir a jugar al pádel, dile a Noa que se quede un rato con la Juani y la aviso cuando llegue.
Guille: OK.

Arranca el tren y redacto el correo para Joaquín.

```
Buenos días, Joaquín:
De acuerdo con lo comentado en la reunión
mantenida ayer, confirmo mi voluntad de causar
baja con motivo del despido colectivo.
Salidos cordiales,
Lucifer
```

¡Puñetero corrector! Qué manía con cambiar «saludos» por «salidos». Pero lo de cambiar «Lucía» por «Lucifer»... Lo que tengo no es un corrector, sino un *cabrontor*. En fin, quizá con esto les queda más claro que deberían aceptar mi petición.

El señor que me ha tocado en el asiento de al lado parece que tiene ganas de charlar. Yo no. A veces me cuesta mantener la educación cuando, creo que lo dejo claro, yo no tengo necesidad ni ganas de escuchar a nadie.

—Disculpe, pero tengo que mandar unos correos urgentes.

El señor no lo pilla y permanece al quite, esperando a que pasemos tramos sin cobertura para comentarme que se ha ido la cobertura. Está convencido de que, si no tengo internet, tengo que escucharle a él. Deberían existir asientos reservados para personas con necesidad de conversar con extraños.

Quiero pensar que el vagón del silencio ya estaba lleno cuando compraron los billetes. Si hay algo que les dejo claro cada vez que tengo que viajar es que me reserven el asiento en ese vagón.

Reunión de trabajo y comida socializando a tope superadas. Vuelta a Barcelona, no sin antes comerme treinta minutos en la abarrotada estación de Atocha.

¡Yo mato al que me ha comprado el billete! Me ha colocado en una mesa de esas insufribles. Será que no les he repetido veces que no me pongan en esos asientos. Suficiente me toca los ovarios tener que ir y volver de Madrid en el mismo día para una reunión. Por cierto, sigo sin entender por qué tengo que asistir de manera presencial existiendo las videollamadas. Y a la vuelta va y me toca aguantar ese castigo. Voy al lado de uno al que parece que le quedan grandes los huevos y no puede cerrar las piernas. Y el que tengo enfrente no ha dejado de comer desde que se ha sentado. Por suerte, en el momento en el que me pongo los auriculares, dejo de escuchar cómo mastica. Por desgracia, no dejo de oler toda su variedad de comida, empezando por unos ganchitos y terminando por un bocadillo de chorizo. ¡¿A qué clase de desalmado se le ocurre que comer eso en un tren es una buena idea?! Encima se le ha quedado colgando un trozo de chorizo de la barba. Como estornude, tengo todos los puntos de que ese paluego barbudo venga volando directo a mí. Sin dudarlo, inicio una pequeña ronda de *insultoterapia* con mis presidentas para no meterle a este tipo toda su despensa viajera por donde la espalda pierde su nombre.

Yo: ¡No os lo vais a creer! Cuando ha terminado con todas sus guarradas, se ha tomado el contenido de un sobre y, flipad, era un Alka Seltzer. (emoji loco) (emoji risa) (emoji susto)

Isabela: ¿Un qué? (emoji ¿lo cualo?)

Sofía: Un medicamento que se toma para aliviar la acidez de estómago. (emoji carcajada) (emoji llorando)

A todo esto, debería estar agradecida, mitad ironía, mitad en serio, porque me han puesto en el vagón del silencio. Pero..., malditos peros, todo se tuerce cuando, en Zaragoza, se sube un grupo de señoronas que deciden que no les gusta esa idea del silencio. Mi mirada podría ser acusada de asesina en serie ahora mismo.

Por suerte, al zampabollos también le molestan y él mismo les llama la atención. Le estoy muy agradecida. Eso compensa parte de su desagradable compañía. Aunque su reprimenda pierde credibilidad con el chorizo colgandero. También se lo podría haber dicho yo, pero hace unos minutos me sentía muy enfadada con él y mis formas no hubieran sido las adecuadas. Menos mal que se le ha caído el chorizo al moverse.

Al llegar a la estación de Sants, me fijo en las pantallas de los trenes de Cercanías y veo que prácticamente todos van con retraso. En este preciso momento conecto con el día en que Noa me explicó lo de las niñatas esas que la llamaron retrasada en el colegio.

Por fin llego a casa y, antes de subir, llamo al *infierfono* de la Juani. Desde que tuvo que cambiar al Rufi de ubicación para que no molestara a la vecina, es como si tuviera eco. Suena el timbre y se oye al Rufi por el patio de luces imitando el sonido y a la Juani cagándose en él.

—Juani, ya estoy por aquí. Dile a Noa que baje.

—Vale, Luci. *Cúchame*, que os he preparado la cena. Te la baja la nena.

—Gracias, querida.

Y con todo su arte ha logrado que hoy no cenemos japo. ¡Ea!

Febrero

Por alguna razón que desconozco, siempre me pongo triste el día de mi cumpleaños. Y no, no me molesta cumplir años, todo lo contrario. Durante mucho tiempo deseaba que los años pasaran rápido y terminara de una vez esa tortura llamada vida.

En la última sesión de terapia se lo comenté a Irene, pero justo eran los últimos cinco minutos y no nos dio tiempo de profundizar en este asunto. Yo soy esa paciente tan maja que se pasa la sesión divagando, dispersa, y cuando quedan cinco minutos, le saca un temazo a su psicóloga en el que, obviamente, no dará tiempo de entrar. Sí, soy.

Como no puede ser de otra manera, le doy muchas vueltas a la cabeza cuando llega el día de mi cumpleaños. No sabría qué nombre poner a esa mezcla de tristeza y mal humor, junto con la alegría que me genera que la gente se acuerde de mí y me feliciten. Pero encima resulta que soy una siesa por mi sequedad al dar las gracias, y entro otra vez en el bucle negativo de culparme a mí misma por ser así. Lo que sí me encanta es haber nacido un 4 de febrero porque cuatro por dos son ocho, y el ocho es mi número favorito.

A veces pienso que esa tristeza es fruto de que no sé cómo me gustaría celebrar mi cumpleaños. Sin embargo, lo que sí sé es cómo no me gusta celebrarlo. Busco entre mis libretas llenas de escritos y encuentro la lista que le hice a Nico tras el fiasco de fiesta que me montaron para mis treinta años.

Desde entonces nadie ha querido organizar nada más para mí. Todos ponen la excusa malísima de que cómo van a organizar nada a una organizadora de eventos. Yo creo que lo que les echa para atrás es que vuelva a poner aquella cara de *sustodio* durante una noche entera. Eso sí, me siguen llamando por teléfono para felicitarme, aunque ese fuera el primer punto de mi lista: «No a las llamadas para felicitar. Mucho mejor los mensajes de texto o cualquier otro formato escrito». Supongo que para algunas personas eso de llamar es su manera de mostrar su cariño y con un mensaje de texto se deben de sentir poco satisfechas. No se me ocurre otra explicación.

Necesito ver las fotos de ese día maldito que ahora recuerdo entre risas, pero ¡qué raro fue y qué lagunas tengo! Todos creían que iba pedo por mi comportamiento tan extraño. Viendo las fotos, mi cara era más bien de tener un pedo cruzado, la verdad. Esa noche apenas bebí, cosa rara en mí en esa época. En aquellos tiempos, en un evento social necesitaba beber alguna copa de más para aguantar tantas interacciones y tantos estímulos en general.

> Yo: Sé que nos vemos a las dos en Casa Bea, pero no quiero que se me olvide lo que me acaba de venir a la cabeza. Os mando un audio y luego lo comentamos.
> Yo: Audio de 5.58 min.
> Isabela: Lucía, ¿el pódcast va a estar disponible en Spotify también? Suerte que tú eres la que no soporta los audios largos. (emoji risa) (emoji guiño)
> Sofía: Pero ¿lo escucho ahora o cuando nos veamos?
> Yo: No hace falta que lo escuchéis. Es para que no se me olvide lo que os quiero contar.

Acabo de tomar consciencia de cuál fue el motivo por el que me quedé tan descolocada en la fiesta sorpresa de mi treinta cumpleaños. Fue una cena de picoteo, en un lugar informal sin sitios asignados para sentarse, e invitaron a personas de distintos ámbitos de mi vida: familia, amigos del colegio, de la infancia, compañeros de universidad, algunos del trabajo... ¡Eso fue lo que me cortocircuitó! Por aquel entonces vivía enmascarada, era una Lucía totalmente diferente en cada entorno. Aunque eso suena muy loco, para mí era lo normal. Tremendamente agotador, pero normal. O quizá obligatorio, para mí y mi supuesto acercamiento a ser como los demás. Bendito el día en el que Irene me explicó que hacer eso era muy injusto conmigo misma y me animó a empezar a convertirme en mi versión más genuina y auténtica.

Volviendo a mi cumple de los treinta, ahora entiendo que, si en cada entorno me mostraba de una manera distinta, todas esas personas conocían a distintas Lucías. Iba a ser muy complicado seguir con esa máscara si todos ellos estaban mezclados. Tengo que contarles esto también a Nico, a Guille y a mamá. Creo que me acabo de sacar toneladas de culpa de encima. Y diría que todos ellos también se sentirán mejor cuando se lo explique.

Llamo a Casa Bea para asegurarme de que la mesa que tenemos reservada es para tres personas, no vaya a ser que se les haya ocurrido putearme con alguna sorpresa de cumpleaños. No les pega a mis presis hacerme eso, pero un patinazo lo podemos tener todas.

La dueña del restaurante, Bea, nos propone que, como ya conoce nuestros gustos, hoy nos irá sirviendo diferentes platos en plan sorpresa. A nosotras, que de vez en cuando nos van las emociones fuertes, nos gusta la idea.

—¿No os parece raro que nos encaje este plan de comida? —pregunta Sofía.

—Para nada. Es un sitio de confianza. Sabemos que nos gustará lo que nos traiga y que, si no nos gusta, se lo podemos decir. La mitad de los platos de aquí son lo que llamamos alimentos seguros.

—Hombre, es que si no fueran seguros no vendríamos a comer aquí —afirma Isabela.

—Me refiero a que es comida que nos da tranquilidad. Igual que mi casa es mi espacio seguro, tengo comidas seguras. ¿Sabes lo que te quiero decir?

—Ay, pues sí, así es —me confirma Isabela.

Aparece Josu con un primer plato, entonando la melodía de *Lucía* de Serrat.

—Traigo un *ancholivón* para ti, Lucíaaa. La más bella clienta de aquí, Lucíííа.

Las tres soltamos un chillido de felicidad máxima. ¡No me lo puedo creer! ¡Esta sorpresa sí que me gusta!

Tras unos minutos de silencio, mientras saboreamos los tan deseados *ancholivones*, seguimos con nuestra conversación caótica. Un par de copas de vino más tarde, Isabela nos cuenta que Oli ya está mucho mejor y, como consecuencia, ella también. Ha decidido retomar todos sus quehaceres extralaborales. Vamos, que mi querida Isabela ha recuperado su ritmo habitual de citas.

—Lucía, ¿sigues *coñopáusica* o ya te puedo proponer una cita? —me suelta Isabela.

—¿Contigo?

—No, tía, en plan cita a cuatro. La semana pasada conocí a un tío en una app con el que tuve cero *feeling*, pero me cayó bien y parece que tiene más amigos solteros. Puedes venir solo para acompañarme, pero es una buena excusa para conocer a sus amigos. ¿Sabes? Queda feo si le digo que él no me gusta pero que me presente a sus amigos. Y si vienes tú...

—Ah, vale, si voy del rollo excusa para ti, vale. Pero que sea algún plan del que me pueda escaquear con facilidad. —Le dejo claro cuál es mi intención.

—Miedo me dais, vosotras dos —afirma Sofía.

Nos despedimos como si no nos fuéramos a ver nunca más.

De camino a casa, contesto los mensajes de rigor de esas personas que, imagino, deben de tener apuntados todos los cumples de su agenda de contactos y mandan felicitaciones de manera casi automatizada.

Paso por casa de Guille para felicitarle a él. La gente cree que lo celebramos juntos por el rollo ese de ser mellizos, pero no. Ya de adolescentes estábamos hartos de compartir hasta el cumple y decidimos celebrarlo cada uno por nuestra cuenta. Lo que sí hacemos es comer juntos el día siguiente y contarnos los marujeos de las respectivas celebraciones.

Y hablando de marujeos, salgo de casa de Guille y...

—Luciii, nena, espera, que bajo un momento.

Ayyy, con las ganas que tengo de llegar a casa.

—Uy, Juani, ¿dónde vas tan emperifollada?

—Pero ¿qué dices, Luci? Que yo sigo guardando luto por mi Rufino.

—Nooo, me refiero a que dónde vas tan acicalada, ataviada, engalanada... Vamos, ¡*to* buenorra!

—¡Ahhh! Pues voy a bailar un rato con mi cuñada, la Angustias, y sus amigas. Pero antes te quería dar el regalo de cumpleaños.

—¡Caray, cómo pesa! ¿Es una manta?

—¡Sí! Para que te puedas echar en tu hamaca en invierno y no te pongas mala con el frío. Además de ser muy calentita, pesa bastante y sé que eso te gusta, ¿verdad? Me lo dijo la Noa.

—¡Me gusta mucho!

Estreno la manta en mi hamaca y aprovecho para responder con más calma al resto de los mensajes.

> María Luisa: ¡Muchas felicidades, querida Lucía! Espero que pases un día precioso.
> Yo: Gracias, María Luisa. Qué bonita sorpresa leerte.
> María Luisa: Me he acordado cada año, mi chica bonita.
> Yo: (emoji corazón) (emoji abrazo)

No sé qué me pasa con esta señora. A pesar de ser la hermana del donante, me despierta mucha ternura y me hace sentir... ¡Ay, no sé! ¿Removida? ¿Inquieta? Me parece hasta abrazable. Tengo ganas de llorar, pero no me sale. Me pongo los auriculares con la lista de música «Llorar» y elijo *Without You* de Mariah Carey. A ver si con el estribillo de esta canción logro sacar ese llanto que se me ha quedado atascado y me empieza a ahogar.

La manta es maravillosa, pero hace demasiado frío a estas horas en el patio. Ha llegado el momento de trasladarme al sofá, no sin antes pasar por la cocina para prepararme algo para cenar y... Y nada, se me ha vuelto a olvidar hacer la compra. Suerte que mamá me dejó el congelador lleno de cosas ricas y puedo alimentarme unos días más sin pasar por la tortura de ir al supermercado.

> Noa: ¡¡¡Tía Lucía!!! ¡Feliz cumpleaños!
> Yo: Pero, bueno, ¿qué son esas horas de felicitar a tu tía favorita?

216

Noa: ¿Pensabas que me había olvidado? Me estaba haciendo esperar para ser lo más bueno del día de tu cumpleaños.
Yo: Tú siempre eres lo más bueno que me pasa cada día.
Noa: ¡Halaaa, tía! La abu tiene razón y eres una peliculera.
(emoji risa)

Ahora sí, puedo darme por satisfecha. Me meto en la cama y cierro los ojos. Ha sido un buen día.

Suena el despertador. Voy a llorar. ¡No quiero salir de la cama! Y menos tras un domingo de pijama, gatos y manta. Y todavía menos quiero ver la cara de Jaime.

Para colmo, hace un día de esos grises, con nubes bajas sin forma de nada, por lo que no me puedo perder mirándolas. La ventaja es que con ese frío hay menos motos, y eso significa menos ruido en la calle. Bien. Pero esto significa que hay más gente en el transporte público. Mal. Me abrigo como si me fuera a Siberia y voy caminando al trabajo. Bien. Así de paso espabilo un poco. A los pocos metros de salir de casa me quito el gorro. ¡Qué agobio me da llevar la cabeza tapada! Además, me pica un montón la lana. Si mamá estuviera aquí, me recordaría las rabietas que le montaba de niña cada vez que intentaba ponerme algo en la cabeza para abrigarme.

Hoy la cosa está movida por la oficina. Casi se puede masticar el nerviosismo que se respira entre mis compañeros de departamento. Joaquín lleva toda la mañana entrando y saliendo de su despacho y con reuniones a puerta cerrada sin parar. A su perrito faldero solo le falta instalarse una casita al lado de su puerta. ¡Ven, Jaimito, ven! Salta, bonito, salta. ¡Cuuuchi, cuchi, cuchi! Carla se ríe mientras hago el tonto. Ha bajado para entregarle unos documentos a la secretaria de Joaquín y aprovechamos para concedernos un rato de chá-chara.

—Eh, Lucía, ¿cómo estás? —me pregunta Jaime. Parece que lo haya invocado con mis idioteces.

—Bien, gracias, Jaime. ¿Has ido a esquiar?

—Bua, sí, tía, he estado en Baqueira Beret. Tenemos una casa allí.

—Menuda marca que llevas de las gafas. Te has quema-do pero bien, ¿eh? Ponte aloe vera si no quieres que te salgan ampollas por toda la cara.

A ver si le acojono un poco. Con el amor que se tiene a sí mismo, igual le da un parraque solo de pensarlo.

—¡Calla, calla, qué *creisi*, tía! Estaba *superflou* en la terra-za del bar y me quedé *complitli aslip*.

Cuánta tontería para decir que se quedó sobado en ple-no sol.

—¡Anda, qué lástima! —Mi tono impasible dice todo lo contrario.

—Oye, podríamos organizar un día de esquí en plan *tchimbilding*. ¿No te parece una ideaza?

—¡Claro que sí, guapi! —Ay, se me ha escapado en voz alta—. Se lo puedes comentar a Joaquín. ¡Anda, mira! Acaba de quedarse libre. Igual puedes entrar ahora y proponerle esa idea tan chachi.

El guiño, acompañado del sonido «tse», me ha quedado un poco sobreactuado, pero no se habrá dado ni cuenta. Ha salido casi derrapando para el despacho del jefe.

Carla se ha escaqueado simulando hacer algo muy im-portante para que no la metiera en la conversación.

—Lucía, cielo, ¿no será que le gustas?

—¡No! —Mi cara de *ascosusto* es digna de gif—. Además, este tiene pinta de que le gustan las mujeres plastificadas con cara de pez.

Le añado una representación visual del concepto.

—¡Ja, ja, ja! ¡Qué burra eres! Oye, a ver si te va a gustar a ti y no lo sabes.

—La duda ofende, querida.

Aprovecho mi estado de *melasoplismo* laboral, y que Carla tenía que esperar un rato para que volviera la secretaria, para seguir con nuestra conversación del desayuno. Ayer por la tarde, Alberto se encontraba mal y Carla acompañó a su hermana al hospital para que lo visitaran. Su marido está de viaje esta semana y parece que las dos han pasado una noche toledana con Alberto en urgencias. Creen que le dolía algo, pero no lograron saber el qué. Todas las pruebas que le hicieron salieron bien y, una vez más, tuvieron que volver a casa sin respuestas y temiendo el próximo episodio de dolor. Pero hay esperanza de que en un próximo episodio el propio Alberto se lo pueda explicar, ya que han encontrado un SAAC nuevo con el que parece que están consiguiendo que Alberto pueda comunicarse mejor en su día a día.

—¿Un qué? ¿Un SAAC? —Con mi cara de *¿lo cualo?*

—Sí, los SAAC son los sistemas alternativos y/o aumentativos de comunicación.

—¿Y qué diferencia hay entre aumentativos y alternativos?

—Los alternativos son para reemplazar el lenguaje oral cuando este no es posible y los aumentativos son para complementar el lenguaje oral.

—Ah, qué interesante, Carla. Entonces... —Interés a la vista, metralleta de preguntas a la vista.

—Lucía, me voy ya —me interrumpe—. Arriba las cosas también están tensas y la arpía está al quite de todo. Como se dé cuenta de que tardo mucho, le faltará tiempo para malmeter.

—¡OK! Luego te cuento. Me acaba de entrar un correo de Recursos Humanos. ¡Ayyy, qué nervios!

Asunto: Solicitud finalización contrato

Apreciada Lucía:

Le comunicamos que su solicitud de adhesión al despido colectivo ha sido aceptada.

Sirva este correo para citarla mañana a las 9.45 horas en dirección de RR. HH. para que el Sr. Marco Talento le detalle las condiciones y el procedimiento a seguir.

Saludos cordiales,

Dpto. Recursos Humanos

¡Sí! ¡Quiero bailar y cantar! ¡Qué alegría! Suena *Don't Stop Me Now* de Queen en mi cabeza mientras disparo mensajes a Carla, a mis presidentas, a Guille y a Nico para explicarles la feliz noticia.

De camino a casa ya no está ese cielo gris tan soso con el que he amanecido hoy. Han aparecido nubes de las bonitas que me están regalando un atardecer hipnótico. Paro en el supermercado para hacer una compra rápida. Calculé mal las provisiones que me había dejado mamá en el congelador y me toca hacerme con un par de cosas antes de que llegue la compra online, que, por cierto, debería hacer hoy antes de irme a dormir sí o sí. Me mando un mensaje de voz al chat que tengo conmigo misma para que no se me olvide.

¡Bufff, cuánta gente hay! Los lunes suele estar más vacío. ¡Oh, no! No están las tostadas que como para el desayuno y en casa no me quedan. A ver, que no cunda el pánico. Luego las compraré online y, mientras tanto, puedo llevarme otras. Meto en la cesta unas bastante parecidas. Las dejo otra vez en el estante. Las vuelvo a meter en la cesta... ¿Por qué caray estoy perdiendo tanto tiempo con unas puñeteras tostadas? Las dejo definitivamente y compro pan de espelta. No tiene nada que ver con mis tostadas, pero, por alguna razón curiosa que ahora no pretendo entender, me parece mejor opción el pan. Prefiero eso antes que comprar algo «parecido» a lo que me gusta. En la cola para pagar se me pega al cogote una señora que debe de estar falta de cariño, no encuentro otra explicación para esa necesidad de cercanía.

—Disculpe, señora, ¿necesita usted que alguien la abrace?

—¿Perdón?

—Como está tan pegada a mí, he pensado que quizá necesita un abrazo o algún tipo de contacto físico.

La verdad es que le podría haber dicho educadamente que me molestaba que estuviera tan cerca, que dejase más distancia, pero me da apuro. Cuando la necesidad aprieta, porque no soporto tener a alguien tan cerca, me da por soltar las cosas así, con una especie de ironía extraña que deja descolocada a la otra persona. Guille dice que, cuando lo hago, puedo resultar ofensiva, porque parece que me estoy burlando de la gente. En realidad, es una especie de coraza para frenarme y no cometer un sincericidio sin filtros y con mala leche. ¡Yo qué sé! Cuando me pongo nerviosa, las cosas me salen así. Igual que me da por contar chistes en lugares en los que, *a priori*, no toca, como en un funeral. O decir tonterías en situaciones socialmente inapropiadas. En todo caso, mi intención nunca ha sido faltar al respeto a nadie ni ser una maleducada. Un día me comentó Irene que lo hago porque es mi manera de afrontar situaciones que me dan ansiedad. O algo así.

—Luci, nena, ¿cómo vas tan cargada y sin bolsa?

—¡Me he liado! Iba a comprar un par de cosas y mira...

—Parece que vengas de robar, con el pan en el bolso y los bolsillos llenos de latas y botes.

—¡No! Mira el ticket.

—¡Ay, Luci, ya lo sé! Era una manera de hablar. Mira que eres *esasta* a veces, ¿eh?

—Literal, sí.

—Por cierto, mañana cortan la calle durante la mañana porque vienen a vaciar los bajos. ¿Lo sabías?

—A ver, Juani, sería una falta de respeto hacia tu labor que yo me hubiera enterado antes que tú —le digo de forma irónica.

—¡Anda, tira, que te doy con el altavoz en *toa* la cabecita esa *to* loca que tienes!

Subo los escalones casi volando, dejo la compra de cualquier manera y llamo al timbre de Guille y Noa como una posesa: «Ding, dong, ding, dong, ding, dong, ding, dong...». Antes de que el aparato explote, abre Noa y empiezo a dar *wiiisaltitos*.

—Tíííaaa, pero ¿¿¿qué haces???

—¡Es que estoy muy contenta y emocionada!

—Pues alégrate en silencio. —Zasca en toda mi boca.

Esa frase la ha aprendido de mí cuando veo a gente celebrando algo y me molestan sus voces.

—¡Ay, bueno, sobrina, tampoco hace falta que te enfades conmigo!

—Es que le estaba enseñando unos protozoos con el microscopio a Xavier y nos has asustado.

—Tranquila, los protozoos seguro que no oyen nada. —Nunca me había planteado algo así... Digo yo que no, ¿no?

—¡Hola, Lucía! Qué guapa estás con estos pendientes verdes. —Qué mono es Xavier.

Les pido disculpas por pasarme por el arco del triunfo todas las normas que tenemos, la mayoría de ellas impuestas por mí, como no llamar sin avisar o no entrar sin permiso previo. Le cuento a Guille las novedades que me ha avanzado la Juani.

—Lucía, no te me pongas intensita, que ya sabes que la fecha de entrega del local es a partir del día 15, no antes.

—Cómo me conoce, lo odio.

—Y si...

—No.

—Ay, bueno. Rancio.

—Paaapi, ¡eres un rancio! —Parece que mi querida Noa estaba con la antena puesta desde su habitación.

—Oyeee, un poco de respeto hacia tu señor padre, ¿ehhh? —Me encanta cuando se intenta poner serio, pero en realidad se le cae la baba con su Noa.

—Sí, sí, te lo he dicho con mucho respeto, papito. Por cierto, ahora vendrá *lamamádeXavier* a buscarle, cuando salga de la biblio.

También he necesitado contarle mi día maravilloso a Mabel y parece que Guille se ha contagiado poco a poco de mi euforia. Hemos terminado cenando algo todos en casa de Guille y Noa y hemos aprovechado para que Guille nos enseñara los planos 3D, 4D, 5D o lo que sea que ha hecho del local.

—Entonces, ¿el local es esta parte de aquí del plano?

—No, Mabel, disculpa, me he explicado mal. El local es todo el plano, pero de momento solo vamos a acondicionar una parte. Es enorme y, por ahora, no vamos a necesitar tanto espacio. —Guille siempre tan formal cuando se pone en su papel de arquitecto.

—¡Ni tenemos pasta para hacerlo todo ahora, hermanito!

Guille me mira con cara de «si eres menos sincera, te querré igual o más» y yo le mando un besito eufórico-conciliador acompañado de unos morritos de «*achí choy*, hermanito».

—Entonces, esta parte que no vais a tocar, ¿es un espacio diáfano?

—Sí. Además, tiene muy poca luz natural.

Mabel y yo nos miramos. Creo que estamos pensando lo mismo. ¿Cómo no se me había ocurrido antes? Ese espacio sería perfecto para el club de lectura, el cine y todas estas ideas que tenemos cuando soñamos despiertas, junto con Noa y Xavier, en la biblioteca.

Creo que ya tengo suficientes emociones fuertes por hoy y me tengo que preparar para lo que pueda pasar mañana en la reunión con Recursos Humanos. Justo cuando me dispongo a dar por finalizado el encuentro improvisado, Noa se me adelanta.

—Son las nueve de un lunes. Yo me tengo que lavar los dientes e irme a la cama a leer. Si os queréis quedar, no hagáis ruido.

Se despide de Xavier y le entrega una serie de papeles que deben de contener alguna de sus frikadas maravillosas en la que habrán estado trabajando esta tarde con el microscopio. Desaparece en su habitación, no sin antes despedirse con la mano mientras nos nombra uno a uno. El resto hace lo propio y yo me quedo un momento para comentar un par de cosas con Guille. Quiero convencerle para que acepte crear allí el club de lectura y de cine.

—Hermanita, por favor, no, ahora no. Vayamos por partes y empecemos por lo que ya hemos hablado. Luego ya pensaremos en más cosas.

Aisss, qué ordenado me ha salido. Voy a seguirle el rollo, pero ambos sabemos perfectamente que vamos a adecuar esa parte del local también. Me voy a casa absolutamente pasada de vueltas y cantando *Mi gran noche* de Raphael. «Qué pasa-rá, qué misterio ha-brá...» Convierto el descansillo que separa nuestras puertas en un karaoke con coreografía arrítmica incluida.

—¡Ahhh! —grito—. ¡Qué susto!

—Ay, Luci, que me vas a matar. *Pa* susto el que me has dado tú a mí.

224

—Juani, ¿adónde vas con estas pintas? Pareces un espectro. ¡La madre que te parió!

—El *espeto* —mi cabecita acto seguido se imagina un espeto de sardinas en la Malagueta— es lo que tenéis tú y la Noa, ¿no?

—Me refería a espectro en su significado de fantasma, no al espectro autista, que es la variabilidad, un abanico, pero no un abanico de abanicarse, sino de... ¡Vale! Que me estoy liando yo sola.

—Tranqui, Luci, que te he entendido, pero estabas la mar de graciosa intentando explicarte.

Se está descojonando, y con esas pintas me da hasta miedo.

—¿Qué haces aquí con la batamanta y ese pegote morado por toda la cara?

—*Na*, que me había olvidado el altavoz abajo y no le podía poner la canción de dormir al Rufi.

—Espero que eso que llevas en la cara no sea otro invento de tu sobrina. Te recuerdo que una vez probaste uno de sus mejunjes para la cabeza y te quedó el cuero cabelludo de color verde durante dos semanas.

—Ay, calla, que no lo he *pensao*. A ver si me va a quedar la cara como una col lombarda.

—Bueno, no te preocupes, que estamos en época de Carnaval. Podrás llevarlo con mucha dignidad. Incluso podrías ser la modelo perfecta para tu colega del pueblo, la de los tocados comestibles.

Antes de meterme en la cama, les explico el remate final de este día tan movido a mis presidentas.

Yo: Por cierto, @Isabela, se me ha olvidado preguntarte si conoces a algún abogado laboralista que me pueda asesorar con lo que me digan mañana.

Isabela: Pues la verdad es que el único que me viene a la cabeza ahora mismo, y es bueno, es mi compañero, el...

Yo: ¿El "muy majo" amigo del "perfecto para mí"?

Isabela: El mismo. (emoji risa) (emoji qué le vamos a hacer)

Yo: No te preocupes, creo que el primo de Nico se dedica a eso. Mañana le pregunto.

Sofía: Ay, mi Lucía, de verdad que no sé cómo no habías mirado esto antes. Yo no podría empezar estas gestiones tan importantes sin tener esta parte consultada y contrastada con varios profesionales.

Yo: ¡Yo qué sé! Es que se me olvida. Pongo el hiperfoco en mi proyecto y se me olvida que existe toda la parte de la burrocracia (emoji burro) en general.

Estoy tan emocionada que me cuesta conciliar el sueño. ¡Cómo no! Al final, caigo rendida mientras fantaseo con el día en que nos entreguen las llaves del local.

De camino al trabajo me doy cuenta de que Sofía tiene razón: debería haberme asesorado antes. ¿Qué le digo al tipo de Recursos Humanos si me pregunta por qué quiero irme de la empresa? ¿Debería contarle que tengo un proyecto? ¿Debería insinuarle que voy a pillar bajas por sentirme mal en mi puesto de trabajo? Pero si le digo esto igual le acabo contando que soy autista y va a interpretar las cosas de la manera que yo no quiero... ¡¡¡Ayyy!!!

Yo: Nico, ¿estás despierto?

Acto seguido le mando un pódcast llorándole mis penas y maldiciendo a mi cabecita despistada.

Nico: ¡Buenos días, mi reina! Justo ayer, cuando me mandaste
el mensaje, estaba hablando con mi primo y le dije que
seguramente le escribirías. Dime si esto no es tener una flor
en el culo.

Visualizo una margarita gigante a modo de tapón, pero
no se me ve ni media nalga. Soy recatada hasta en mis pensamientos.

Yo: ¿Estáis todos bien? ¿Por qué hablabas con él? (emoji
preocupado)
Nico: Porque, aparte de primos, somos amigos. ¿Necesitas
un resumen de lo que estuvimos hablando? (emoji guiño)
Yo: No, idiota. (emoji escupiendo corazón)
Nico: Yo también te quiero. Te paso su contacto.
Yo: ¿Le puedo mandar un mensaje en lugar de llamarle?
Ya sabes que…
Nico: Sí, ya sé que te dan ansiedad las llamadas y eso.
No soy tan autignorante como tú crees. (emoji escupiendo
corazón)
Yo: Por cierto, ahora te paso el enlace de un libro que me
regaló mi cuñada para Reyes y que quiero que leas sí o sí.

Ahora que lo pienso, esta tarde le bajaré el libro a la Juani.
Creo que le va a venir bien también y es de lectura fácil.

Como mi querido Nico sabe mucho y de muchas cosas,
me ha dado algunas indicaciones, que posiblemente se me
olviden según cómo vaya la conversación, pero por lo menos
ya voy con un poco de seguridad.

La reunión ha ido bien, creo... La verdad es que, en cuanto he
salido por la puerta del despacho, se me ha olvidado todo lo

que me han dicho. Finalmente, en la reunión estaban presentes una persona del Departamento de Recursos Humanos, que, por cierto, no era el señor que indicaban ayer en el correo, y la abogada que está gestionando toda la parte de despidos.

Cuando la gente se pone a hablar con tecnicismos, desconecto. No sé si lo hacen para presumir de sus estudios y su amplio vocabulario adquirido, o simplemente para tocar las narices. Pero como siempre culminan su discurso diciendo que te mandarán un resumen de lo que te han explicado, pues ni me molesto en tomar nota.

Ni siquiera me han preguntado por qué me quiero ir. ¡Ingratos! Tantos años dejándome la piel en este trabajo para que no muestren ni un ápice de interés en mi marcha. Lo único que me ha quedado claro es que causaré baja a final de este mes. Han comentado no sé qué rollo de las vacaciones, pero no me he enterado. Ya lo leeré en el correo.

En el desayuno, le cuento a Manuel que me voy y me da llorera. Miro a Carla y me da más llorera.

—Ay, Carla, pero ¿con quién vas a desayunar tú cuando me vaya?

—No te preocupes por eso, ya sabes que yo bajo sola sin problema alguno. Además, en marzo se incorporan las personas de la otra empresa y seguro que aparece alguien con quien desayunar.

Le respondo con un sollozo mientras me moco.

—Y ahora no vayas a pensar que no me da pena, ¿eh? —me dice para quitarle dramatismo a la situación—. Sé que vas a cumplir tu sueño y que seguiremos en contacto, por eso estoy tranquila.

Vuelvo a responder con un sollozo, ahora acompañado de una sonrisa.

¡Qué rápidos son cuando quieren en esta empresa! Ya he recibido el correo y se lo mando al primo de Nico sin leerlo. Por lo que he visto por encima, me dan la opción de trabajar hasta final de mes o de hacer vacaciones los días que quedan de mes para poder terminar esta misma semana. En todo caso, me dicen que lo hable con mi jefe para hacer el traspaso de responsabilidades de manera correcta.

Entro en el despacho de Joaquín para convenir con él la fecha de mi último día y, dicho sea de paso, preguntarle cómo y cuándo quiere que informe a mis compañeros. Me muero de ganas de despedirme de mi *noquerido* Jaime. Joaquín me comenta que, en cuanto yo les confirme por escrito a él y a Recursos Humanos la fecha de mi último día, ya lo podré comunicar.

Durante mi reunión con Joaquín, entra Jaime para interrumpir, cómo no, con sus asuntos importantísimos que no pueden esperar. Me parece que al niño mimado lo están posicionando para que sea el sucesor de Joaquín. Al hombre se le nota profundamente cansado y con ganas de convertirse en un jubilado feliz. Pero eso no será posible hasta marzo, cuando ya estén en la oficina todas las personas de la otra empresa.

Cuando Jaime por fin se digna a marcharse, le pregunto a Joaquín si ya se ha tomado una decisión sobre quién va a ocupar su puesto y, evidentemente, me suelta la típica respuesta políticamente correcta sin ningún tipo de contenido sustancioso. Vamos, que no me lo quiere decir.

Me comprometo con él a darle la fecha de mi marcha mañana. Esta semana me dedicaré a cerrar temas. Lo dejaré todo en un documento para que puedan hacer el traspaso a quien corresponda cuando estén todos juntos, revueltos y posiblemente amargados por Jaime. Bueno, eso último no se lo digo, pero lo he pensado tan intensamente que seguro que le ha llegado el mensaje.

Durante la hora de comer, hablo con el primo de Nico. Las condiciones que me proponen son correctas y, según él, puedo aceptar. Me duele la tripa ¡Qué nervios! Contesto al correo y propongo como fecha de mi último día este viernes. ¡ESTE VIERNES! Qué fuerte.

Para variar, llego corriendo a la consulta. Noa justo está saliendo de la sesión con Gael.

—Lucía, qué buena cara tienes. —¿Tan mal me ve ese hombre normalmente?

—Es que hoy ha mandado a tomar por culo a los de su empresa —suelta mi sobrina de golpe.

—¡Noa! Pero ¿qué formas son esas? —Intento ponerme seria, pero me cuesta lo mío. La niña tiene razón.

—Es lo que ha dicho la Juani esta mañana.

—¿¿¿Y a quién más se lo ha dicho??? —*Mecagüen* radio-patio.

—Solo se lo ha recordado a papi cuando salíamos para ir al cole, para que no se le olvidara.

—Por cierto, Lucía, Noa igual te cuenta algo del colegio que creo que te va a encantar. ¿Verdad, Noa?

La miro intrigada, pero no suelta prenda. Nos despedimos de Gael hasta la siguiente sesión. Le intento sonsacar, pero me dice que no, que durante la cena y punto. Pues nada, cenaremos pronto.

Al llegar, nuestra querida Juani nos informa de que esta mañana han estado vaciando el local, pero todavía les quedan un par de días más para sacar todas las cosas. *¡Mecachislamarsalada!* Yo quería que estuviera vacío hoy.

La hora de la cena, por fin. Reconozco que estoy impaciente por saber qué es eso tan importante que quiere contarme Noa. Ella se hace de rogar hasta que al final me da la noticia. Su tutor molón les ha propuesto crear un espacio de la calma en el colegio con lo que recauden en la fiesta de la escuela que hacen cada año. ¿En serio? Este hombre no puede ser real. La idea ha tenido éxito y se ha creado una comisión de expertos para darle forma a este espacio y...

—¡Tacháááán! ¡Tía, soy una de las expertas elegidas!

¿Voy a llorar? Voy a llorar.

—Tía, ¿por qué te pones así? Es normal que me elijan a mí. Yo sé más que mis compañeros de estas cosas.

Para rematar esa maravilla de noticia, me dice que las únicas que votaron en contra fueron las niñas que el año pasado se metieron con ella. Eso ha encendido de nuevo mi estado de alerta con esas niñatas y le suelto una retahíla de preguntas a Noa.

—Tranquila, tía, si me hacen *bullying*, se lo diré a los profes. Bueno, se lo diré a mi tutor —especifica Noa—. Porque algunos profes, como Begoña, no hacen mucho caso cuando les explicas estas cosas.

—¡Calla, calla, menudo curso te hizo pasar!

—A principio de curso vi que se metían con un niño de la clase de Begoña de este año y se lo dije a mi tutor para que le ayudara.

—¿Y qué pasó?

—¡No lo sé! Esas cosas son confidenciales, tía.

—Vale, vale, usted perdone, señorita Noa.

—Pero me dijo mi tutor que hice bien en decírselo.

Retomamos el asunto del espacio de la calma, que sin duda es más agradable. Quedamos en que el fin de semana haremos una lista de las cosas que debería tener ese espacio y le pediremos a Guille que nos haga un plano.

Parece mentira que hoy sea mi último día en esta empresa tras más de veinte años. Me siento extraña. Por un lado, siento alivio por no tener que volver a este cultivo de estímulos que me dejan sin energía. Por otro, me siento algo frustrada. Tengo la sensación de que no le importa a nadie que me vaya. Bueno, le importa a mi Carla, pero con ella nos seguiremos viendo fuera. Más que nunca, me siento como un número, un sujeto productivo sin alma a la que cuidar y agradecer su esfuerzo durante estos años.

Todo esto me está recordando la experiencia que tuve en la universidad, cuando hice un voluntariado del que ni siquiera tuve la oportunidad de despedirme de forma digna. Me lo curré un montón. Puse en marcha un proyecto y, cuando ya estaba funcionando, cada vez aparecía menos en las actividades y... ¡Claro! Ahora lo entiendo. Me vi sobrepasada por todas las interacciones sociales que suponía una vez puesto en marcha. Por eso me sobrevenían esos bloqueos que me dejaban paralizada y me impedían ir, o me ponía enferma. Había personas que creían que me escaqueaba porque me daba palo hacer cosas el fin de semana. Me resultaba imposible rebatir esos argumentos. Ni yo misma sabía por qué me comportaba así. Ahora, por fin, lo entiendo.

Peeero, aun sabiendo esto ahora, creo que la forma en que me borraron de allí cuando tomé la difícil decisión de dejarlo fue injusta. Y a mí las injusticias se me atragantan.

Quizá no soy la persona más adecuada para liderar un proyecto. Sin embargo, estoy convencida de que hice mucho, muchísimo, para que ese trabajo saliera adelante. Sin caer en el ego, creo que todos necesitamos un mínimo reconocimiento por las cosas que hacemos con el corazón. Aunque quizá esa frustración vino dada por mi falta de autoestima y la necesidad de validación externa. Igual fue eso, o igual no.

El tema ahora es que estoy comparando cosas que pasaron con algo que va a pasar. Debería ponerme un poco en la situación actual y olvidar el pasado, que no va a cambiar.

¡Venga ya! ¿A quién quiero engañar? Yo no sé dejar pasar las cosas si no las entiendo. Me río para mis adentros de las conversaciones que tengo conmigo misma.

Como me dijo ayer Sofía cuando les conté mi día, tengo que ser práctica y pensar que esta gente me paga por mi trabajo, que no hay emociones involucradas. Es una mera transacción de servicios profesionales. Isabela, en cambio, me dijo que, si no les gustara cómo trabajo, me hubieran mandado a la calle hace años, y que eso debía servirme de validación externa.

Una vez firmados todos los documentos y recogidas todas mis cosas, Joaquín me llama para que vaya a su despacho.

En medio del postureo, mientras me dice cumplidos sacados de un manual barato del *quedabién* del jefe básico con un aparente interés por saber por qué me voy, le suelto sin filtro:

—Soy autista.

—¿Cómo?

—Que estoy diagnosticada de trastorno del espectro del autismo nivel uno. Pero no me voy por eso, ¿eh?

—Tengo un sobrino que tiene autismo. Es informático. —Se acaba de quedar conmigo y ahora estoy descolocada—. Es muy inteligente y muy bueno en su trabajo.

—Ah, pues qué bien. Entonces no tengo que explicarte que uno de los motivos de mi marcha es que para mí es muy difícil trabajar bien en medio de tantos estímulos y, sobre todo, sin la posibilidad de teletrabajar algunos días. Supongo que lo verás con tu sobrino.

—Bueno, el trabajo de mi sobrino es diferente al tuyo. Él trabaja desde casa. Ya sabes que aquí el teletrabajo se ha tratado varias veces, pero la política de la compañía lo descarta completamente.

Claro... Superdiferente... Porque yo no trabajaba frente al ordenador el noventa por ciento de mi jornada, ¿no?

—Si lo hubiera pedido con el diagnóstico en mano, ¿crees que me hubieran permitido teletrabajar?

—A ver... Supongo que sería un agravio comparativo con tus compañeros tener esa ventaja. Además, deberías contar con la correspondiente acreditación de discapacidad e informes pertinentes para que lo valorara la empresa.

—Bueno, más que ventaja, en mi caso es una necesidad. Igual que, intuyo, lo debe de ser para tu sobrino. En realidad, también lo es para la empresa. Con esas pequeñas adecuaciones, mi rendimiento sería mucho mayor y ganarían más dinero conmigo. Así que supongo que con esto te estoy dando la respuesta a por qué me voy: aquí mi talento estaba invisibilizado mientras intentaba sobrevivir entre tantos estímulos, formalidades absurdas y protocolos desfasados.

Nuevo miedo desbloqueado: hablar sin tapujos a un jefe. Lo que acabo de hacer es digno de una diosa del empoderamiento, y no necesito que nadie me lo diga. Me tiemblan hasta las cejas. Me siento como el día en que le contesté un zasca a la bruja Elvira. ¡Qué fuerte!

Al salir del despacho de Joaquín me doy de bruces con Jaime.

—Vaya, llegas tarde para interrumpir mi despedida con Joaquín. Ya hemos terminado.

—¡Qué cachonda eres, tía! —Añade esa risa *repelpulsiva*—. Venía a despedirme de ti. Tengo que ir a una visita. Espero que te vaya muy bien. ¿Puedo preguntarte adónde te vas?

—Pues todavía no puedo decir el nombre de la empresa —básicamente porque no lo tengo—, pero puedo avanzarte que me voy como CEO de una empresa del sector.

Uy, creo que se le está poniendo cara de *envidiasco* con la vacilada que me he pegado. Por primera vez me está dando placer verle el jeto.

—Por cierto, Jaime, antes de que te lo diga tu jefe, te lo digo yo: soy autista.

La curiosidad por ver la reacción del pedorro este me puede.

—¡Anda! No me digas. Entonces debes de ser de las que tienen un supercerebrito, ¿no?

—Dos.

—¿Dos?

—Tengo dos supercerebritos: uno en cada teta.

Ya está, ya me ha salido la tontería del día, que indica claramente que debo irme de aquí o la liaré más y más y más. Me despido de una forma más o menos *cuquicorrecta* y me voy por fin. Me ha dado la sensación de que para él yo era una amenaza y, con mi marcha, se siente más relajado. La verdad es que no lo entiendo. Yo sigo convencida de que jamás me han tenido en cuenta para ocupar un mejor cargo, pero en cierta manera me halaga que me vea como una amenaza. Así que me quedo con esa sensación para darle una alegría a mi autoestima.

Mis presidentas me esperan en la puerta con el coche de Sofía para acompañarme a casa. Supongo que lo estadísticamente esperado sería que fuéramos las tres a celebrar este momentazo de mi vida y nos pilláramos una buena cogorza, pero ahora mismo lo que más necesito es esto: que me acompañen a casa entre risas y silencios y estar sola lo que queda del día.

Durante el trayecto les explico cómo ha sido la despedida y no se nos ocurre nada mejor que marcarnos un karaoke con la canción *Un velero llamado Libertad* de José Luis Perales. Al bajarme del coche delante de la portería, sale la Juani, presa de la emoción al escuchar a su venerado Perales. Las dejo a las tres cantando mientras entro en casa y les grito otra vez lo mucho que las quiero. Y al son de mi coro personal entonando «Y se marchóóó, nai, na, na», entro en el portal.

Objetivos para el fin de semana: organizar mi nuevo plan de vida.

Todos me dicen que me tome unas semanas con calma, que disfrute un poco de este *impasse* hasta ponerme a tope con mi emprendimiento, pero mi cerebro no funciona así. Si no tengo una rutina mínima, entro en un estado raro de desorientación y aturdimiento, y eso suele desembocar en un estado casi vegetativo en el que no salgo de casa para nada. Y por mucho que disfrute de estar en casa, cuando llevo más de tres o cuatro días encerrada sin hacer nada, la cosa se complica. Ya no hay quien me saque, tanto físicamente como del estado mental de encefalograma plano en el que entro.

Lo primero que haré será retomar las clases de pilates dos días a la semana. Ahora tengo la posibilidad de crear nuevos horarios. Ya no tendré la excusa de hacer equilibrios para meter las clases en mis rutinas intocables. ¿Aunque igual debería quitarme este gasto para ahorrar? No, creo que lo que debo hacer es verlo como una inversión en mi salud.

Hago una pausa dentro de mi fin de semana de planificación para comer con Noa y Guille. ¡Qué bonito nos ha quedado el espacio de la calma que hemos diseñado Noa y yo para su colegio! Con las paredes de color blanco roto, una hamaca sensorial de licra, la iluminación tenue regulable, un buzón para contar cosas importantes y para pedir ayuda, el mural de las emociones, el rincón de la lectura con un puf, una cesta con objetos para la regulación, una manta de peso, un par de auriculares para escuchar música... y ya está. Me temo que el presupuesto del colegio no dará para tanto.

—Guille, sé que no debo, pero es que tengo que insistir. ¿Te imaginas esto pero en plan molón en la parte de atrás del local?

Noa y yo lo estamos visualizando, y hasta se nos pone cara de personajes de anime emocionados. Tener nuestro propio espacio de la calma y de regulación allí, justo debajo de nuestras casas... Un lugar seguro y sensorialmente amable en el que poder organizar un club de lectura o incluso proyectar películas y que cada uno pueda verlas como se sienta más cómodo: de pie, sentado, tumbado, columpiándose... Hasta se podrían hacer después actividades relacionadas con las películas, una especie de club de cine.

—Lucía, ¿me estás escuchando?

—¡Qué va, papi! Está pensando en un espacio de la calma para ella.

—Perdón, ¿qué me decías?

Sí, mi cabeza está fantaseando a lo grande.

Isabela: @Lucía, ¿te apetece un plan esta tarde-noche?

Yo: Amplía el concepto de plan y te digo.

Isabela: El tío que te comenté de la cita a cuatro bandas me propone ir a tomar algo luego con su amigo.

Yo: ¿Luego qué significa?

Isabela: Antes de cenar, sobre las 20 h. Ya sabes que soy perra vieja en eso y no se me ocurriría quedar directamente para cenar.

Yo: Bueno, a ver, cenar tendré que cenar igual, y por lo menos sería una cita funcional en cuanto a alimentarme y optimizar el tiempo invertido en ella. Pero me parece bien lo que dices.

Sofía: (emoji risa) (emoji llorar) (emoji carcajada)

Yo: Tú no te rías tanto. A ver si al terminar te vas a quedar sin saber cómo ha ido.

Sofía: No te lo crees ni tú. Me lo vas a contar incluso durante la cita, que nos conocemos. (emoji guiño con lengua fuera)

Yo: @Isabela, ¿te han mandado alguna foto o algo?

Isabela: No me hagas pedir eso. Te digo que son del montón y con eso date por anticipada.

Sofía: Yo quiero foto también.

Yo: Pues vaya (emoji caca) de anticipación. Pero es cierto que si les pides fotos pueden pensar que tengo algo de interés en ellos. Así que nada, me los imaginaré como me dé la gana.

Hemos quedado en el típico sitio en el que me juego el tipo a que el setenta por ciento de los clientes son asiduos a las *ChurriApps*. Mientras esperamos, le cuento a Isabela las historias que imagino que ocurren en cada mesa. Los *hombrecitas* nos han salido puntuales y ya están aquí. Sucumbo al saludo con dos besos de rigor y empiezo mi observación inicial. O, como dice Nico, el escaneo de bienvenida.

Parecen bastante normales, o sea, hombres de tipología común. Pero como sigan haciéndose los graciosos, desconecto y me pongo a rumiar en mis cosas. Quiero pensar que lo están haciendo por los propios nervios del principio.

—Pedimos una botella de vino, ¿no?

—Yo beberé agua, pero sí, mejor pedid una botella si vais a beber los tres.

No pienso beber. Estoy empezando a disfrutar sin alcohol algunas de las experiencias en las que antes necesitaba beber para llevarlas mejor.

—Pero, bueno, no nos hagas esto, mujer. Aquí bebemos todos o no bebe nadie —me anima uno de ellos.

—Pues como tengas la misma teoría con lo de fo...

—Señores, ¿ya les puedo tomar nota?

Salvada por la camarera. Aunque seguro que a Isabela le hubiera gustado que terminara la frase.

Dejo que me pongan una copa de vino para que los hombretones se queden tranquilos y no insistan más. Como sean de los que tienen la teoría de «a ver si las emborrachamos», lo llevan claro. Isabela puede tumbarlos, a ellos dos y a quien se proponga. Yo sigo con mi plan: pido algo para picar y así me doy por cenada.

Parece que a Isabela tampoco le ha atraído el amigo, de modo que, cuando doy por finalizada mi participación en la cita, se despide ella también con la excusa de que me tiene que acompañar a casa. Al salir, me ha acompañado a coger un taxi y ella se ha ido para otro lado.

La verdad es que hemos pasado un buen rato y me han parecido unos tipos majos. No eran la hostia de guapos, al menos para mí, ni con una inteligencia de esas que me deslumbran o un sentido del humor que llame mi atención. No, ni lo son ni lo serán. Ellos son y seguirán siendo majos para mí. Pero, ojo, que está muy mal visto eso de ser considerado majo. Con lo mal que está el panorama en las *ChurriApps* y en el mundo en general, a mí me parece casi un halago.

A diferencia de otras veces, hoy no he vuelto a casa con sensación de vacío o de soledad. Me siento más tranquila, como si estuviera superando ese pavor a las citas y a una hipotética futura relación. Así que ahora puedo decir que no me dan miedo, pero tampoco me apetecen. Me encuentro en una línea neutra y lo de tener pareja es un tema que ahora mismo me interesa cero.

Hoy nos entregan, por fin, las llaves del local y estoy loca de emoción. Voy a tener mi espacio de trabajo, a mi medida y para mí sola. Y esa sala de atrás... Eso va a ser mi espacio de la calma y lugar de encuentro neurodivergente en muy poco tiempo. No tengo ninguna duda de ello.

Al entrar en el local, se me revuelve todo y me dan ganas de llorar. Supongo que llevo tantos días viendo la simulación en 3D que hizo Guille que ahora al verlo así, hecho una porquería, me he venido abajo. Pero no me da tiempo a reaccionar cuando llega la Juani con su cuñado, el Ñapas, para empezar con la reforma lo antes posible.

Sin dudarlo, y con intención de acelerar la reforma, me pongo al servicio del Ñapas, dispuesta a hacer de peón de obra. Pero a Guille no le parece buena idea. Supongo que por mi merecida fama de torpe manazas. Me propone ayudarle con otro tipo de tareas más administrativas, que rechazo educadamente cuando pronuncia la frase «Ir a Hacienda». Cambio de plan, pues. Empiezo a mandar correos para ofrecer mis servicios y a revisar de nuevo mi página web.

No me convence hacer lo mismo que hacen todos los organizadores de eventos. ¡A buenas horas se me ocurre pensarlo!

Me llega un correo al buzón de mi página web para solicitar mis servicios.

Mi querida Lucía:
Si pensabas que te ibas a librar tan pronto de mí, lo llevas claro. Hoy te escribo este mensaje en calidad de clienta.

Tengo el placer de anunciarte que el próximo mes de septiembre voy a contraer matrimonio y me gustaría contratar tus servicios para que organices el que será uno de los días más bonitos de mi vida.

Como sabes, la familia de mi futuro marido es de Valencia y adoran la pirotecnia, y, al igual que tú, en la boda habrá otras personas que la temen, así como personas con diferentes necesidades, como puede ser mi querido sobrino Alberto. Es por este motivo por el que me gustaría pedirte algo quizá un tanto diferente, y es que querría que fuera una boda *neurodivergent friendly*.

Espero que este correo te haga tanta ilusión como me la hace a mí.

Un abrazo grande,

Carla

¡Venga ya! ¡¡¡Qué callado se lo tenía!!! ¡Por supuesto que acepto! Y mañana mismo comeré con ella para que me cuente todos los detalles.

En un momento de lucidez entre tanto entusiasmo, me doy cuenta de que Carla me acaba de dar LA IDEA que necesitaba: me voy a especializar en la organización de eventos inclusivos. Y odio eso de «inclusivo», porque me parece de muy mal gusto que se tenga que incluir a alguien en un mundo que nos pertenece a todos de igual manera; pero, bueno, supongo que es la palabra que se usa para que te entiendan.

Durante las dos semanas que han durado las obras, me he dedicado a darle otra vuelta a la web con las nuevas ideas. He hablado con Gael, con Irene y con nuestra terapeuta ocupacional certificada en integración sensorial. Les he explicado mi proyecto y les he ofrecido colaborar en la creación de los eventos inclusivos. También en la creación de espacios adecuados y actividades en el local, que, ahora sí que sí, necesito que se haga realidad. Y por eso he decidido invertir mis ahorros en ello.

Guille me ha dicho una y otra vez que sea prudente, que sea consciente de que es todo lo que tengo. Debe de estar acongojado por si le toca pagar mi hipoteca cuando me arruine. Mi historial en la gestión de mis finanzas ha sido, en general, nefasta. De hecho, creo que es la primera vez que tengo algo parecido a ahorros, y es gracias a la indemnización que me han pagado con el despido.

Mamá, en cambio, me dice que me lance con todo, si así lo siento. Que, si me arruino, ya nos iremos las dos a vivir a la casita de la montaña. Cada vez que me echo para atrás, leo el mensaje que me mandó: «Hija, persigue tus sueños y VIVE, que suficiente has estado sobreviviendo durante tu vida. Confío en ti. Las posibilidades de que esto salga bien son infinitas. Hazlo sin miedo, mi niña bonita».

Marzo

Hoy he quedado para desayunar con Rita, la vecina acosada por Rufi que trabaja en la ONG elegida por el mimado. Hace un par de días me la encontré por la calle y le conté por encima mis nuevas andaduras profesionales.

—Lucía, me encanta todo lo que me estás contando, y me gustaría que conocieras a nuestro director.

Por lo que me dice Rita, es posible que en Ayudando les interese contratar mis servicios para la organización de eventos propios y de terceros.

Lucía, no te flipes. Lucía, no te hagas más ilusiones de las que ya te has hecho. Lucía, baja las expectativas. Mi Pepita Grilla interior no deja de hablarme mientras yo ya estoy en las nubes, montándome una película con final feliz.

Para finalizar este desayuno tan productivo, le cuento también sobre el espacio que estamos montando en el local y, cómo no, le explico que soy autista. Y que por ese motivo es un proyecto en el que estoy poniendo todas mis energías y mi corazón. Bueno, y toda mi pasta, pero quizá todavía no tengo la confianza suficiente para entrar en esos detalles ni sería lo más acertado. Así que cierro un poco esa boquita parlanchina que tengo.

Sorprendentemente no se escandaliza, ni le parece nada extraordinario el hecho de que sea autista.

—Oye, ¡qué interesante! Pero, entonces, ¿no te lo han diagnosticado hasta hace poco?

—Exacto.

—Leí un artículo en el periódico que hablaba sobre los diagnósticos tardíos de autismo y, sobre todo, de la brecha de género con el diagnóstico en mujeres. Flipé, la verdad.

¡Menos mal! Por fin alguien reacciona de una manera natural y no me siento un bicho raro al contarlo.

—Pues mi hermano toca varios instrumentos, es profesor de música y musicoterapeuta. Así que, si quieres hacer alguna actividad musical, puedes ponerte en contacto con él.

En mi cabeza visualizo un emoji con cara de ¡oh, no! Creo que me acaba de crear otro *necesito* para mi espacio. Música, movimiento, emociones... ¡Es un temazo! Este espacio está empezando a ser infinito en cuanto a posibilidades. Uy, ¿infinito? ¿Espacio? ¿Y si lo llamo Mi Espacio Infinito?

Al despedirnos, Rita me pregunta si me puede dar un abrazo. Por supuesto, acepto y la estrujo con todas mis fuerzas. Al soltarla veo que sigue respirando. ¡Menos mal! A veces, con la emoción, se me descontrola la fuerza que ejerzo sobre las cosas —con las personas no suelo tener contacto— y las rompo. ¿De dónde ha salido esta maravilla de persona tan respetuosa?

—Luci, nena, ¿esa con la que has desayunado no es la vecina a la que el Rufi le decía cosas?

—Sí, es majísima, Juani. Un día le digo que venga y de paso le presentamos a tu Rufi.

—Por cierto, Luci, mira: ¿esto que pone aquí en el libro que me dejaste a ti también te pasa? —me dice mientras señala un párrafo de la página 142 con el dedo.

—Pues sí. La verdad es que tuve que dejar de leerlo algunos días porque me sentía tan identificada con la autora que estaba sobrepasada.

—Ay, mi Luci, mi chica, cuánto lo siento. ¿Yo hago cosas que te hacen sentir mal?

—Para nada. Tú eres una de las personas más importantes de mi nueva vida y me ayudas mucho.

—*Pos* no sé cómo, pero si tú lo dices, *pos* vale. Y si hago las cosas que dice esa chica en el libro, ¿crees que podré ayudar a la nena?

—Es que tú no te das cuenta, pero ya las haces, Juani. Tú nos quieres como somos, nos cuidas y nos proteges. Aunque no logres que dejemos de comer ese pescado crudo que no te hace ninguna gracia, nos cuidas mucho.

—¡Qué tonta eres! Ya sé que eso no os causa el autismo. Forma parte de vosotras desde siempre y, si no fuerais autistas, no seríais como sois y eso. Pero ya sabes que soy una garrula.

—No eres una garrula. En todo caso eres muy bruta y eso te hace maravillosa, y espero que eso no cambie nunca.

Acto seguido nos arrancamos a cantar uno de los espantos nacionales más terribles que han llegado a los números uno en las radios: *No cambié* de Leonardo Dantés y Tamara o Yurena o como se llame. Y para añadir más surrealismo al momento, aparece el Ñapas, que se suma a nosotras. Pobre hombre, no entiendo por qué son tan crueles y le llaman así. La verdad es que es superfino trabajando, y muy profesional. Eso sí, cuando abre la boca, la Juani se convierte en una persona de lo más refinado a su lado.

Me llevo al Ñapas a mi espacio y le explico cómo es la hamaca columpio que quiero colgar, para ver dónde cree que es mejor poner los anclajes. Miramos también una ubicación para una pared de escalada y le pido que no le comente nada de eso a Guille, porque le puede dar un infarto si se entera de todo lo que estoy maquinando. Ya se lo contaré cuando logre ordenar un poco mi tsunami de ideas.

Después de una mañana más intensa que yo, me siento en mi hamaca con los auriculares con la lista «Marzo», la manta, mi libreta de ideas y un boli. Tengo que intentar organizar todo lo que ronda por mi cabeza sin ningún tipo de orden.

- Pared A: 4 paneles de escalada con forma hexagonal de madera + espaldera de madera. Colchonetas gruesas.
- Pared B: Pantalla de cine.
- Pared C: Puerta de acceso y paneles sensoriales.
- Pared D: Puerta de emergencias, proyector y estanterías para libros.
- Techo: Raíles para enganchar columpio, hamaca sensorial y cuerda. Deben soportar el peso de un adulto grande.
- Luces: Led cálida que se pueda regular + tubo de luz sensorial + proyector galaxia.
- Otros: 2 pufs sensoriales envolventes medida adulto + sillas ligeras amontonables + mesa plegable + pequeño material de regulación + purificador de aire.
- Persianas o cortinas opacas para los tragaluces de la pared D.

Uy, esto va a costar una pasta. Quizá es el momento de que hable con Guille para que me ayude a priorizar e intentar hacer las cosas poco a poco. ¿Lo conseguirá? No lo creo, pero nunca está de más intentarlo.

Le enseño mi lista a Noa. Considera que se me ha ido la olla si pienso que podré tener todo eso dentro de poco, pero que le encantaría que así fuera.

—Papi te va a poner la misma cara que me pone a mí cuando le pido que me compre el invernadero que me gusta, o un microscopio más grande.

Concluimos que enseñarle esta lista sería nefasto para convencerle. Debo presentarle algo más elaborado.

Me paso la noche pegada al ordenador buscando precios de todo lo que quiero poner y analizando qué es exactamente lo que necesito. A las cinco de la madrugada consigo tener un proyecto más que correcto con todo detallado. Solo me faltan los precios de la mano de obra, que le he pedido al Ñapas esta tarde, o ayer. Ya no sé si es hoy o ayer.

Se me ha hecho tarde y ahora no sé si dormir unas horas o empalmar e ir muerta lo que queda de día. Mientras lo decido, me quedo totalmente dormida hasta mediodía. Misi y Fu me despiertan con un enfado monumental por no atender en tiempo y formas a sus requerimientos de latita y limpieza del cagadero. En un intento de ser persona, me doy una ducha, pero estoy totalmente ida. Como si me hubiera fumado un porro. O como supongo que estaría si me lo hubiese fumado, porque nunca me he atrevido a probarlo.

Las drogas en general me dan pavor. Paradójicamente, por el miedo de perder el control sobre mí y sobre lo que pasa a mi alrededor, y, a su vez, por el miedo de engancharme al lograr que mi cerebro pare, deje de estar en hiperalerta y desconecte un rato.

No me he acercado nunca a ellas porque soy carne de cañón para las adicciones. Curiosamente, es algo que sé desde siempre, pero antes no entendía el porqué.

En media hora vuelvo a estar totalmente activa. Reviso lo que he trabajado toda la noche y hasta hago alguna llamada para pedir precios, a pesar de la ansiedad que me produce hablar por teléfono.

Necesito mostrárselo a Guille. Le mando un mensaje. No responde. Le mando otro mensaje. No responde. Le hago una llamada perdida. Me subo a una silla para mirar por encima del murete que separa nuestros patios para intentar ver si está en su casa. No lo veo. Le mando otro mensaje.

Guille: Lucía, estoy reunido, ¿es urgente?

Para mí sí, pero, si soy objetiva, imagino que no. No, la verdad es que no lo es. Le digo que me avise cuando esté en casa. A media tarde me siento un momento en el sofá y... zzZZZzzz.

¡Qué asco! Tengo la mejilla arrugada de la *babasiesta*. ¡Ay!, qué dolor en las cervicales. Me incorporo. Miro el reloj del teléfono... ¡¡¡No!!! ¡Son las cuatro de la madrugada! Veo un mensaje de Guille a las siete de la tarde en el que dice que ya está en casa. El muy rancio podría haber insistido un poco más e igual me hubiera despertado. Me pongo el pijama y me meto en la cama para intentar dormir unas horitas más y conseguir una rutina de horarios menos caóticos. En cuanto entro en la dinámica nocturna, se me gira todo. Porque, para qué engañarnos, por la noche se trabaja mucho mejor al no haber ningún tipo de distracción. Pero no es plan de aislarme e ir al revés del mundo.

Suena la alarma y por fin me despierto a una hora normal. Me autoinvito a desayunar con Guille y le enseño mis ideas y planes molones. Me dice que es maravilloso todo lo que planteo y me confirma que, efectivamente, ahora mismo es imposible que me pueda hacer cargo de todo eso sola.

—Ayer Noa me lo contó, según ella para anticiparme, y lo he estado pensando. —Hace una pausa que me desespera—. La verdad es que, aparte de que tu proyecto me parece muy bueno, me he centrado en Noa y en mí como padre. Viéndolo de manera egoísta, pensando en nosotros, creo que a Noa le vendría muy bien tener ese espacio aquí, debajo de casa; así que voy a ayudarte con la instalación de los raíles del techo y los leds. Y veré si puedo aportar alguna cosa más, pero dame algo de tiempo, que ahora voy ahogado con las obras de los despachos.

¿Será posible que me entre una sensación de fastidio por que me tenga que ayudar? Estoy feliz de que me ayude, porque sola no podría. Pero en el fondo me toca el *fistro* que siempre tenga que aparecer alguien que me acabe salvando de mis historias. ¡Yo quiero hacer las cosas con mis propios recursos!

Por suerte, cuando estoy a punto de entrar en modo pataleta, me acuerdo de que tengo sesión con Irene.

Hoy la sesión es en línea. Aprovecho la situación en la que me encuentro, tras hablar con Guille, para tratar el tema de pedir ayuda, autonomía financiera y esas cosas tan necesarias y complejas a la vez.

Al terminar la sesión me siento algo mejor. Irene ha dado una vuelta a mis pensamientos negativos. En realidad, lo que me pasa es que, hasta hace un par de años, cuando recibí el diagnóstico, no sabía que podía y debía pedir ayuda. Y, ni mucho menos, cómo se hacía eso. Ahora suena raro, pero es así. Toda la vida he sido la que ayuda, la que intenta cuidar a los demás. Jamás se me ocurrió que yo podría ser la ayudada, que eso está bien, que no es un fracaso y que en ningún caso eso me convierte en un estorbo para los demás. Debo confesar que, aunque tenga toda esa información, me sigue dando apuro pedir ayuda. Pero cada vez lo llevo mejor. Irene dice que si Guille me ayuda es porque él lo ha decidido y porque me quiere, claro. Y que, si me voy a sentir mejor, que piense que no me está ayudando, sino que está haciendo una inversión pensando en el bienestar de su hija. Tiene razón. De paso, me ha recordado que pocas personas pueden permitirse el lujo ahora mismo de tener su propia casa.

—Y menos con un patio tan mono como el mío —añado yo con mucha satisfacción.

Me recuerda que esta casa y este patio los he logrado por mis propios medios.

—Bueno, fue porque Guille se estaba separando y un amigo que para entonces trabajaba en el mundo inmobiliario le consiguió...

Inmediatamente me ha vuelto a poner en mi sitio y me ha exigido —porque si solo me lo sugiere tiene comprobado que no lo consigue— que deje de quitarme méritos y haga el favor de valorar todo lo que he conseguido. Tiene razón otra vez. Vivir en sociedad supone que nos ayudemos los unos a los otros y eso no es malo. Lo malo es cuando el *ombligocentrismo* controla la sociedad y todo el mundo va a su bola pasando de los demás. Creo que me ha convencido. Espero que dure este convencimiento y no aparezcan pensamientos intrusivos aguafiestas en una temporada.

Sigo su recomendación de salir a andar un rato antes de comer. Y, si es posible, que me tome el día con algo de calma. Mañana tengo la reunión en la ONG donde trabaja Rita y necesito estar bien de energía.

Me voy andando en dirección al centro. Me meto sin rumbo por las callejuelas del Gòtic hasta adentrarme en el Born, donde, por inercia, mis piernas van directas a la basílica de Santa Maria del Mar. No soy practicante, pero, a pesar de haber recibido una educación laica, siempre he sentido cierto interés por las diferentes religiones que existen en el mundo. He tenido épocas en las que ha llegado a ser mi superinterés. No sé qué tiene Santa Maria del Mar, pero es un lugar que me da paz. De niña ya era un sitio al que me gustaba ir para sentarme en los bancos. Allí observaba la austeridad y simplicidad de su construcción, que crea un espacio tan equilibrado, diría que casi mágico para mis ojos, con sus enormes ocho pilares octogonales que soportan la nave central y las laterales, junto con los otros ocho pilares que rodean el presbiterio. El ocho. ¡Ese número no puede ser una mera casualidad! Igual que tampoco puede ser casualidad que tenga tres naves y treinta y tres capillas, un número que, solo pronunciarlo, me hace sonreír. Puedo estar horas observando los pequeños detalles de los rosetones, los vitrales, el órgano y las claves de bóveda de la nave central.

Me siento en uno de los bancos mientras suena *Suite para violonchelo n.º 1 en sol mayor* de Bach, interpretada por Yo-Yo Ma, en mis auriculares. Así me aíslo del ruido constante que provocan los turistas que visitan la basílica. Paso a la siguiente canción. Con la música de Bach a veces siento con tanta intensidad las notas graves que me abruma. Paso de largo también a Vivaldi. Me quedo con el sonido del piano de *Rivers Flows in You* de Yiruma. Respiro hondo, por fin.

Me dejo perder por esas calles que todavía no están invadidas por el turismo masivo y termino comiendo en un restaurante que tiene un pequeño jardín interior. Es casi tan maravilloso como mi patio. Vale, no, este es más grande y más bonito, con su árbol enorme y sus pajaritos.

Tras una comida tranquila, desconectada un poco de todo, ya puedo volver a casa con un *reset* que necesitaba como el aire que respiro.

Recuerdo que tengo el móvil en silencio. Lo miro y veo varias llamadas perdidas de un número que no conozco y varios mensajes. Uno de la Juani me desvela el misterio.

Juani: ¿Dónde cohones estás? Ha venido el de la compra lineal.

¡Mierda! Hoy me traían la compra online del supermercado. Llamo a la Juani para pedirle perdón. Me dice que no me lo ha metido en mi casa porque no se entra en las casas sin permiso. Las normas a veces van en mi contra. Acto seguido me informa de que la compra está repartida entre mi rellano y su refrigerador.

Las oficinas de Ayudamos están cerca de mi ya ex, por no decir puaj, oficina y aprovecho para ir a desayunar con Carla en el bar de Manuel y Encarna. Es lo único que echo de menos y no siento ninguna necesidad de recordar el resto de las cosas y las personas.

Mientras espero a Carla, le cuento a Manuel todo lo que estoy haciendo, lo contenta que estoy y lo mucho que los echo en falta. Le intento convencer para que trasladen el bar a un local al lado de mi casa, pero no cuela.

—Uy, niña, nosotros ya estamos contando los días para jubilarnos e irnos a vivir al pueblo.

—O a morir. ¡Perdón! ¡Qué bestia soy! La culpa es de esta puñetera lógica que impera en mi cabeza.

—¡Ja, ja, ja! Mira, *Encanna*, cariño, Lucía también cree que al pueblo se va a morir.

—¡Nooo, cállate, Manuel, que me estoy muriendo de la vergüenza ahora mismo!

—Es que mi señora siempre dice que nos iremos al pueblo a morir, y ha sido muy gracioso.

Manuel se parte de la risa mientras yo maldigo mi incontinencia verbal.

Por fin aparece Carla. Viene acompañada de una chica que, imagino, es su nueva compañera de desayunos. Que rápido me ha sustituido. ¿Me debería poner celosa? No, por lógica debería alegrarme, digo yo. Pero sigo pensando que ha sido muy rápida para mi gusto, y no entiendo por qué no me ha avisado de que seríamos tres.

—Lucía, te presento a María. Es una compañera nueva de mi departamento. Le he dicho que bajara conmigo porque se está liando un follón que no veas en el departamento que tenemos al lado, en Recursos Humanos, y la situación era un poco incómoda.

—Encantada, María. —Ajá, entonces no tengo que cogerle manía—. Pero ¿qué ha pasado?

—No lo sabemos, ha subido Jaime como un energúmeno al despacho del director de Recursos Humanos. Parecía que estuviera poseído.

¡Oy, oy, oy! No me puedo ir a mi reunión sin enterarme de lo que ha ocurrido. ¡Necesito saberlo urgentemente! Por suerte, Carla se está comunicando por chat con los de su departamento, para que la informen de lo que acontezca.

—Bueno, bueno, Lucía, esto no podía ocurrir un día mejor. Vas a flipar con lo que están escribiendo en el chat —comenta mientras lee los mensajes—. María, para ponerte un poco en contexto, Lucía no le tiene mucho cariño a Jaime.

—Es un cretino. No hace falta edulcorar las cosas, querida. Además, me han llegado voces de que iba alardeando de lo tranquilo que estaba sin mí. Parece que el muy imbécil tenía miedo de que me ascendieran antes que a él, por eso iba echando mierda sobre mí. Si ya me advirtió Bernardo en verano... ¿Te acuerdas, Carla?

—¡Ostras, es verdad!

—Todavía no he tratado con él personalmente. Solo llevo un par de días por aquí. Pero, con lo poco que he visto de él, apoyo lo que dice Lucía. Tiene pinta de ser un cretino —sentencia la recién llegada.

Les sugiero que bajen a desayunar juntas cada mañana. María, *a priori*, parece una buena sustituta de mi persona. Lo ven una buena propuesta y me invitan a hacer un seguimiento continuado para ver cómo evolucionan los desayunos. Acepto.

—Bueno, venga, Carla, suéltalo ya.

—Acaban de comunicar los nombres de las personas que toman el mando del Departamento de Comunicación y Relaciones Públicas tras la reestructuración. Y también la nueva estructura, que será más horizontal y no tan vertical, como ya nos informaron.

—¿¿¿Y??? Suéltalo ya o te juro que me da un patatús aquí en medio.

—El homónimo de Joaquín en la otra empresa también se jubila.

—Ya, eso ya lo sabía.

—Y han puesto en el sitio de Joaquín a la que podría ser tu homónima en la otra empresa. O sea, a una de nuestra edad que tenía un cargo parecido al tuyo.

—¡Venga ya! ¡Dime que el karma por fin ha actuado! —Se gira medio bar y a una señora se le sale el bocadillo volando del susto—. Disculpe, señora. Manuel, ponle otro bocadillo a la señora. Yo invito.

—Pero, espera, porque esto no es todo.

—Señores, tápense los oídos, que parece que hay más. —Me conozco y mi tono de voz ahora mismo es incontrolable.

—Pues resulta que han dividido el departamento en equipos y el de Relaciones Públicas lo va a liderar la que era la homónima de Jaime en la otra empresa.

—¡¿Qué?! ¡¡¡Toooma!!! —Esta vez no ha volado ningún bocadillo, menos mal, pero pido perdón igualmente por mis gritos.

—¿O sea que no solo no le han dado el puesto de Joaquín, sino que han añadido un cargo intermedio y tampoco ha sido para él?

Cuando parecía que la cosa no podía mejorar más, María nos cuenta que los conoce a todos, que son gente supermaja y muy sanos. Madre mía, se va a cagar el *chiquirristintintín*. Aunque a estas horas ya debe de tener a su padre tirando de contactos para colocar al niño en algún puesto con un cargo que le satisfaga. O no. A lo mejor en su casa también se habrán dado cuenta de que ya tiene una edad para madurar y aprender a trabajarse las cosas.

Salgo corriendo para la reunión. Al pasar por el bar donde iba siempre Jaime, lo veo sentado en la terraza con Joaquín, que intenta consolarle. Parece que está realmente afectado. Me quedo un momento paralizada y observo la estampa. Entonces Jaime levanta la mirada y me ve. Creo que nunca en mi vida le he aguantado la mirada a alguien como lo he hecho con él. Me acerco sin pensarlo un momento y le hablo sin mostrar ningún tipo de emoción:

—Yo no era tu amenaza. Tu única y gran amenaza eras tú mismo.

Me doy la vuelta, respiro hondo y me voy hacia mi reunión. Me he marcado un Noa en toda regla y me siento como una diosa.

Al llegar a la reunión, mientras esperamos al director, le comento a Rita que estoy un poco exaltada y le cuento lo sucedido.

—Pero te digo una cosa, Rita. Siempre le estaré agradecida, porque, si estoy sentada aquí ahora mismo, es gracias a él. Yo solo espero que haya aprendido de sus errores. Bueno, y que no se me acerque. Una cosa no quita la otra, y me sigue cayendo mal.

—Todo lo bueno que te pasa es porque te lo has currado. A ese no le debes ni medio agradecimiento de nada.

La reunión ha ido bien y vemos muchas posibilidades de colaboración, pero será algo a medio plazo. Casi mejor, porque así puedo coger poco a poco el ritmo de mi nueva vida.

Veo a mi querida Juani escondida entre cajas enormes y paquetes que han llegado.

—Luci, nena, ¿tienes las llaves del local? El *tontolculo* de mi *cuñao* se las ha llevado y no han podido meter los muebles que os han traído esta mañana. Cuando vuelva, le voy a meter las cajas por el...

—Vale, vale, no lo quiero oír. Ahora abro el local y te ayudo.

Por fin en el sofá. Les cuento a mis presidentas lo ocurrido hoy y están que se salen de contentas. Como si les hubiera pasado a ellas. Y es que así somos. Lo que le ocurre a una nos ocurre a las tres, sea bueno o malo. Esto es la amistad de verdad, el amor incondicional del que tanto se habla y que solo se espera ver en el amor romántico. El amor son ellas y las personas a las que quiero y me quieren sin condiciones. Con ellas estoy, soy y siento.

Esta semana Guille y yo nos hemos instalado en nuestros respectivos despachos. Con ese olor a nuevo tan mmmmmmmm. Estoy feliz con mi espacio de trabajo, aunque reconozco que estas semanas me he acostumbrado a trabajar desde mi patio. Y lo voy a seguir haciendo algunos días. Es lo bueno de ser mi propia jefa, que me puedo permitir el teletrabajo cuando lo necesito. Aunque viva a unos pocos metros de mi nuevo despacho, mi patio es mi patio y hay días en los que necesito trabajar desde allí.

Lo mejor de todo es que poner en marcha mi negocio me ha devuelto la pasión por mi profesión que tanto he echado de menos últimamente.

La sala grande está casi acabada, y eso me emociona muchísimo. Jamás imaginé que Mi Espacio Infinito sería un proyecto que me hiciera tan feliz. Me emociona pensar que Noa y otros niños, adolescentes y adultos, entre los que me incluyo, tendrán un espacio no solo de descompresión y regulación sensorial, sino también un espacio seguro en el que podrán ser ellos mismos, expresarse libremente y compartir sus inquietudes e intereses sin sentir miedo de ser tachados de raros. Porque el mundo, por mucho que nos vendan que está cambiando para ser más inclusivo, sigue siendo un sitio hostil para quienes percibimos y sentimos diferente. Y tener entornos seguros con quienes compartimos esta manera diferente de procesar el mundo es muy necesario.

He quedado para comer —por videollamada— con Nico. Me instalo en el patio y aprovecho el solecito maravilloso con el que ya va asomando la patita la primavera. Cuando le explico la movida de hoy, se alegra por mí. Aunque tampoco le veo mostrar la euforia que esperaba de él. Qué raro. Me acerco a la pantalla para ver si detecto algún tipo de expresión en su cara. Nada.

—Lucía, estoy preocupado.

—¡Ajá! Ya me parecía que te pasaba algo.

—Llevo unas semanas dándole vueltas a todo.

—Anda, mira, yo soy experta en eso, pero en mi caso tiro más al detalle que al todo.

Me doy cuenta de que ahora no es momento para bromas ni comentarios de este tipo y me centro en él.

Al parecer, verme a mí hacer cambios en mi vida, a Guille, que triunfa por su cuenta, y, sobre todo, que sus padres se están haciendo mayores le ha llevado a plantearse volver a Barcelona. Me alegra la idea de tenerle más cerca. En realidad, nos veríamos igual o menos que ahora, pero el efecto placebo de saber que estamos cerca me gusta.

—A ver, Nico. Por lo que me explicas, no es que te lo estés empezando a plantear, sino que lo tienes bastante claro. ¿Dónde está el problema?

—No lo sé.

—¿Igual te da miedo perder la libertad que sientes al vivir fuera?

—Puede ser.

—¿O porque tendrás que buscar trabajo?

—No, no. En este sentido puedo gestionar proyectos y trabajar desde donde quiera. Tendré que viajar de vez en cuando, eso sí. Además, tengo alguna propuesta interesante en Barcelona.

—Pues ya estás tardando. Ven.

Y cuando ya iba a colgar, me suelta una bomba.

—¿Te acuerdas de Freddie? Mi amigo del máster en Nueva York que ahora organiza festivales y eventos musicales.

—¡Ah, sí!

—Le hablé de ti y de tu proyecto y quiere quedar contigo. Le interesa adaptar todos sus festivales, conciertos y eventos.

Mi cara se convierte en un emoji flipado.

—Y también quiere involucrarme a mí para que le asesore en unos temas.

—¡Uuuooo!

Mi cara sigue siendo un emoji.

—Mi reina, deja de sorprenderte. Eres buena, buenísima. Y todo lo que te pase es poco, comparado con lo mucho que te mereces.

Nico se despide porque tiene una reunión en breve. Yo estoy tan alucinada que apenas he comido.

Nadie me avisó de lo intenso que puede ser poner en marcha un negocio: reuniones, ideas, propuestas, emociones, expectativas, nervios y todo lo que conlleva. De momento lo estoy disfrutando mucho, muchísimo, pero el día que pare, caeré redonda. Por el amor de mí, ¡qué intensidad!

Por si fuera poco todo lo que tengo encima, hemos decidido que sería inconcebible no hacer una inauguración de Mi Espacio Infinito. Por cierto, Xavier me ha diseñado un logo con forma de nube y simplemente voy a morir de amor cualquier día de estos.

Preparo una invitación cuqui y la comparto por WhatsApp.

> Queridos amigos y familia, tenemos el placer de invitaros el próximo 2 de abril, coincidiendo con el Día Mundial de Concienciación sobre el Autismo, a la inauguración de Mi Espacio Infinito.

Abril

Estoy muy pero que muy nerviosa. Hoy es la inauguración de Mi Espacio Infinito. Tengo la sensación de que empieza esta nueva vida por y para la que he estado semanas, incluso meses, preparándome. Llevo cientos de eventos a mis espaldas, pero este, sin duda alguna, será el más importante de todos.

Va a ser una fiesta pequeña, con nuestras personas importantes. Si algo he aprendido los últimos años es que... ¿para qué quiero más?

Suena *Dramas y comedias* de Fangoria a todo volumen mientras compruebo por enésima vez que el sistema de audio del local funciona bien y me dejo la voz berreando el estribillo a modo de mantra.

Ya está todo a punto y debidamente revisado unas mil veces, así que me puedo ir a casa a descansar un poco y cargar las pilas para lo que me espera esta tarde.

Pongo un pie en la portería y oigo esa música celestial:

—Luci, nena, te he comprado un regalo.

—¡Oh! Pero ¿por qué te gastas los dineros? Si el regalo es que vengas tú.

—Venga, Luci, no seas zalamera y ábrelo.

—¿No prefieres traerlo a la fiesta y que lo abra allí?

—Nooo, pesada, ábrelo ahora. Además, a ti no te gusta abrir los regalos delante de todos.

—Pues sí, te doy toda la razón. —Al final va a resultar que me conoce ella mejor que yo misma—. ¿¿¿Un karaoke???

—¡Claro, nena! ¿Dónde se ha visto una fiesta con tus seres queridos y sin un karaoke? Tantos años organizando eventos y te olvidas de lo más importante. ¡Si es que...! Tienes la cabecita distraída con tantas cosas.

—¡Gracias, Juana María de todos mis amores!

—¡Ñapaaas, *cuñao*! Anda, enchufa eso *pa* que esta tarde esté ya preparado. Y, cuando termines, sube a comer, que he hecho un cocido de los que quitan el sentido. Te he preparado también un *tupper* para que se lo lleves a la Susi.

Tal cual me siento en el sofá, tras comerme el contenido del último *tupper* que me dejó mamá en el congelador, me llega un mensaje de Noa. Me pide o, mejor dicho, me exige que abra la puerta de casa. A saber qué idea se le ha ocurrido a última hora. Abro la puerta y...

—¡¡¡Mamááá!!! ¡Has venido! —Se me va a salir el corazón del pecho.

—Claro, hija, ¿cómo me lo iba a perder?

—Pues básicamente porque estabas en la otra punta del mundo.

—Y si hubiera estado en la otra punta del universo, también hubiera venido. No me podía perder un momento tan especial. ¡Estoy tan orgullosa de ti, hija!

—A ver, abu, eso que has dicho de venir del universo es técnicamente imposible, porque...

Guille le tapa la boca entre cosquillas y disfrutamos de un bonito momento de *reirllorar* juntos.

—Noa, cariño, tienes razón. Eso que le he dicho a la tía era incongruente a más no poder.

—Ya, lo sé. Era para explicarle a la tía que la quieres mucho.

Y finalmente aquí estamos, en la fiesta. Los observo a todos desde la puerta y me siento la persona más afortunada del mundo.

Pulso el interruptor de las luces de la sala un par de veces para llamar su atención y hacerlos callar. Siempre me ha parecido más efectivo y coherente este sistema en lugar de soltar un berrido descomunal para pedir silencio.

¿Es posible que algo me dé tanta vergüenza y me haga tanta ilusión a la vez? Sí, es posible, y me está pasando ahora mismo. Así que, cuanto antes me saque de encima el discurso, mejor.

Me subo al pequeño taburete de madera que he dejado estratégicamente preparado junto a la entrada y me arranco con mi discurso, ante el asombro de todos y del mío propio.

—Mis queridas Isabela y Sofía, mis queridas y necesarias presidentas. Gracias por ser mis compañeras en este camino de empoderamiento, autoconocimiento, reconocimiento y respeto para aprender a dejar de sobrevivir para, por fin, empezar a vivir. ¡Ayyy, Isabela! ¡Qué importante ha sido aprender de ti a decir las cosas que pienso! Porque cuando te quedas las cosas solo para ti, se enquistan y duelen. Duelen muchísimo. Y Sofía, me has mostrado que el amor de verdad es libre; que el amor no se busca, el amor se encuentra, y que el amor no se mendiga, el amor se comparte.

»Juani, anda, acércate un momento. Perdóname por interrumpir un momento los preparativos para la sesión de karaoke, que, sin ninguna duda, será inolvidable. Porque si hay algo que tú consigues, mi Juani, es que las cosas sean inolvidables, así como recordarme lo importante que es rescatar a esa Lucía más genuina y auténtica, a la que he silenciado durante décadas.

»Guille, suelta el micrófono, que todavía no empieza la sesión de canto chillón. —Todos ríen—. ¡Quién te ha visto y quién te ve, hermanito! A menudo me pregunto cómo podemos ser tan diferentes y tan iguales a la vez. Siempre has sido mi sensatez en épocas de caos y la calma en momentos de desesperación ante un mundo que me superaba. Pero, sobre todo, eres el padre de Noa, mi persona favorita en este mundo y en el universo entero. Clara, acércate, que tú también pillas. —Se oyen las risas—. Os quiero mucho a los dos y, aunque como pareja fuisteis un puñetero desastre, las cosas como son, como padres de Noa sois perfectos. Bueno, casi perfectos, no os flipéis. Y os digo una cosa: ninguno de los que estamos aquí somos perfectos. Ahora entiendo, por fin, lo maravilloso que es ser perfectamente imperfecta.

—¿Alguien tiene un pañuelo a mano? —Se oye a mamá entre sollozos acompañado de un *cerdillozo* de Isabela de fondo.

—Isabela, por favor, ¿ríes o lloras? ¡Aclárate! —No puedo desaprovechar este momento para chinchar un poco.

—¡Papiii, jolín, no te limpies los mocos con la servilleta de mariposas!

—Noa, nena, tráele el rollo de papel de culo a tu padre o te quedarás sin esas servilletas tan bonitas que has puesto *pa* la fiesta.

Apago y enciendo las luces para que no se me dispersen demasiado y sigo con mi discurso:

—Mabel y Xavier. Sois de las últimas personas en entrar en mi vida, pero eso no os hace menos importantes ni os exonera de recibir en este rollazo que estoy soltando. Que sepáis que sois los culpables de despertar a mi yo más reivindicativa. Ahora creo en mí más que nunca, y no puedo dejar de defender nuestra propia normalidad como ciudadanos de pleno derecho que somos.

—¡Así se habla! —interviene Xavier.

—Rita, hace poquito que nos conocemos, pero presiento que vas a ser alguien con quien compartiré grandes momentos. ¿Sabes? A veces la vida te pone personas en tu camino y en ese momento no entiendes bien por qué están, pero quieres que estén.

»¡Ay, Carla! Tú dices que no, pero te debo gran parte de mi supervivencia en el mundo laboral, y lo sabes. Has sido mi traductora en situaciones que me sonaban a chino y me has ayudado a interpretar actitudes peligrosas de algunas personas. Además, has traído a mi vida a Marta y Alberto. ¡No te escondas en la hamaca, que te estoy viendo! —Alberto saca la mano de la hamaca para saludar—. Marta y Alberto, creo que juntos hemos entendido que, detrás de cada persona, hay vidas con mochilas y... ¡Qué caray! Lo bien que sienta dar una patada a los prejuicios, que no hacen más que molestar, para mandarlos bien lejos.

—Tengo que decir que, cuando nos conocimos, Lucía aguantó con mucha dignidad el moco que le solté —recuerda Marta.

—Si hubiera sido un moco literal, hubiera sido peor. —Nos reímos todos y aprovechamos para suavizar ese ambiente llorón que he provocado.

—¡Nico! Anda, quítate eso de la cabeza, que no me puedo poner sentimental si llevas puesto ese sombrero de lentejuelas de la Juani tan...

—Oye, nena, que es el sombrero de cantar —aclara ella.

—Nico, mi ángel de la guarda. Tú sabes mejor que nadie cómo han sido mis caídas, pero juntos no se nos resiste ninguna remontada, ¡eh, amigo! Incluso en esos momentos en los que la vida me pesaba demasiado. Y mal que me pese tener que reconocerlo, gracias a tu maldita insistencia en querer tenerme contigo en todos lados, ahora entiendo que soy muy sociable, porque tengo habilidades sociales aprendidas, pero soy poco social. Y, por fin, los dos sabemos que esto está bien.

»María Luisa, gracias por venir desde lejos. Si a ti te parece bien, a partir de ahora me gustaría llamarte tía María Luisa. No tengo palabras para describir el momento tan bonito que hemos vivido cuando mamá y tú os habéis reencontrado esta tarde. Creo que ambas necesitabais curar heridas de las que no tuvisteis culpa, pero sí fuisteis víctimas. María Luisa, digo tía María Luisa, gracias por enseñarme a sacar la culpa de donde nunca debió estar.

»Y mamá... Tú me diste la vida y me ayudaste a aferrarme a ella, a pesar de todo y de todos. Me has enseñado la importancia de poner el foco donde corresponde y de sacarlo, sin miedo, de los sitios en los que jamás iba a pertenecer. ¿Sabes una cosa, mamá? Tú me has enseñado que la familia de verdad es la que se elige. A ti te elegiría una y mil veces sin pensarlo. —Vuelven a necesitar pañuelos por aquí.

»Y Noa... Mi Noa. Sé que no te gustan estas cosas, así que voy a intentar ser breve. Gracias por existir y demostrarme, una y otra vez, que sí se puede. Que se puede, y se debe, estar y ser. Que una cosa no está reñida con la otra.

La miro y no puedo dejar de pensar en mi Lucía pequeñita y asustada. Esa niña que se sintió tan sola y abandonada en un mundo que no entendía ni la entendía. Esa Lucía que jamás pudo ser ella misma. Esa Lucía que se creía rota, defectuosa y culpable de ser como era.

—¡Te quiero tanto, mi niña!

En este punto se me quiebra la voz y me cuesta seguir. La Juani, siempre pendiente, me acerca un poco de agua.

—Tía, ahora faltas tú —me dice Noa boca abajo desde lo alto de la espaldera.

—¿Yo? ¿Quieres que me hable a mí misma?

—Claro, como cuando Irene te dice que te hables bonito.

—¡Venga, mi reina! Cuéntanos quién es Lucía —dice Nico.

—Pues hace un par de años no hubiera sabido responder a esa pregunta, *a priori* tan fácil. Ahora creo que puedo decir que empiezo a saberlo. Soy una mujer en proceso de redescubrimiento. Durante años, sobreviví con una identidad perdida tras décadas de lucha por encajar en un mundo que, por razones que no entendía, me rechazaba una y otra vez. Una mujer que, aun creyéndose débil, es de las más fuertes que conozco. Y, la verdad, preferiría ser menos fuerte a cambio de no haber pasado por tanto. Pero lo que pasó ya no lo puedo cambiar. Lo que sí puedo, y estoy haciendo, es aprender de ello para, por fin, poner límites, protegerme y, sobre todo, respetarme.

»Tengo que confesaros que no sé si lograré todos mis objetivos, pero creo que el camino, aunque a veces duela, merece la pena.

»Y para terminar, antes de que vosotros acabéis con el papel higiénico, quiero daros las gracias por demostrar que estaba equivocada. Que no, no soy difícil de querer, que no tengo que quererme yo para que alguien me quiera bien. Porque vosotros ya lo hicisteis cuando menos me quise.

Suspiro mientras se me dibuja una sonrisa de felicidad plena al mirarlos. Una sonrisa de las que no ocultan ni fingen nada. Aparece porque, aquí y ahora, soy infinitamente feliz.

—Luci, nena, ¡bájate del taburete y cierra la puerta, que ya estamos todos!

Noa viene corriendo hacia mí, me coge de la mano, nos miramos con una sonrisa y me lleva para dentro junto a los demás.

Suena *Lucy in the Sky with Diamonds* de The Beatles.

Agradecimientos

A ti, por leerme.

Al equipo de Lunwerg Editores, por seguir creyendo en mí y animarme a «atreverme»; en especial a Irene, por acompañarme durante todo el proceso y haberse convertido en toda una experta en personas *neurodivinas*.

A mi familia y amigos, por comprender mis ausencias en los periodos de hiperfoco con un nuevo libro.

A mis presidentas, Bea, Glo y Vivi, por aguantar estoicamente mis miedos y dudas constantes, y ahuyentar a la impostora que me posee continuamente.

A Níobe, por ser tan inspiradora.

A mis gatos, Freddie y Mercury. ¿Por qué? Porque sí.

A Judith López, psicóloga general sanitaria, y a Marta Robles, neuropsicóloga con habilitación sanitaria, por ayudarme con mis dudas técnicas.

A los profesionales de la sanidad pública y privada, docentes y demás sectores involucrados que nos acompañan desde el respeto y la escucha activa.

A Gema Burguillos, gran mujer, activista y, sobre todo, un ejemplo de vida. ¡Gracias, amiga, por tanto! Seguiremos luchando por ti y por todas las personas *neurodivinas* que ya no están y nunca olvidaremos.

Lista de reproducción
«Lucía y el infinito»
en Spotify